中医针灸学

ZHONGYI ZHENJIUXUE

王晓红　唐小波　刘庆山　主编

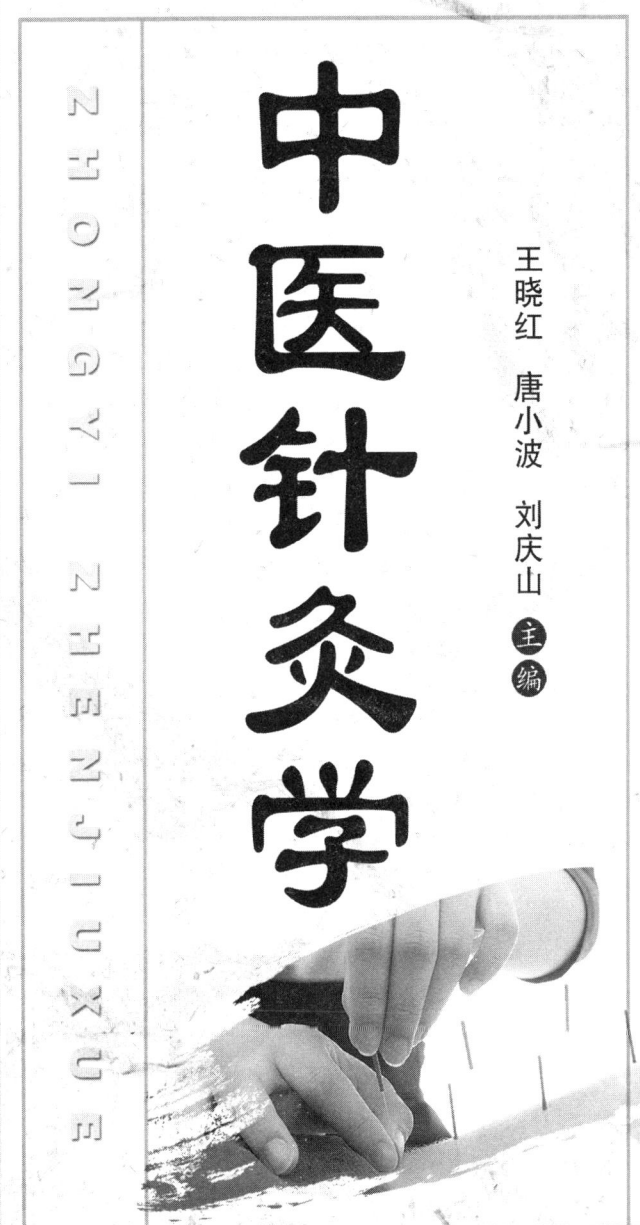

江西科学技术出版社

江西·南昌

图书在版编目（CIP）数据

中医针灸学/王晓红，唐小波，刘庆山主编.－南昌：江西科学技术出版社，2019.1（2023.7重印）

ISBN 978-7-5390-6788-9

Ⅰ.①中… Ⅱ.①王… ②唐… ③刘… Ⅲ.①针灸学 Ⅳ.①R245

中国版本图书馆CIP数据核字（2019）第061048号

国际互联网（Internet）地址：

http://www.jxkjcbs.com

选题序号：**ZK2018480**

图书代码：**B19039-102**

中医针灸学		王晓红　　唐小波　　刘庆山　　主编
出版 发行	江西科学技术出版社	
社址	南昌市蓼洲街2号附1号	
	邮编：330009　电话：（0791）86623491　86639342（传真）	
印刷	永清县晔盛亚胶印有限公司	
经销	各地新华书店	
开本	787 mm×1092 mm　1/16	
字数	170千字	
印张	9.25	
版次	2019年1月第1版　2023年7月第2次印刷	
书号	ISBN 978-7-5390-6788-9	
定价	45.00元	

赣版权登字-03-2019-098

前 言

　　针灸学是研究针刺和艾灸等治法的一门学科,是祖国医学宝贵遗产之一。其内容主要包括经络、腧穴、针灸方法及临床治疗等部分。由于其具有操作简便、适应证广、疗效明显和经济安全等优点。因此数千年来深受广大劳动人民的欢迎。

　　针灸学是中医学的重要组成部分,它不但疗法独特,而且疗效显著。早在 2000 多年前,中国便诞生了一部关于针灸经络理论的医学巨著《灵枢》,在不断地实践过程中,发现针灸是一种操作简便、费用低、专病疗效显著的方法,为中国老百姓解决了很多疾病。现在,中国针灸被美、法、德等世界上 100 多个国家立法和应用,同时拟定了300 多种针灸起主要或辅助作用的疾病谱。

　　本书结合中医理论,从中医角度详细介绍针灸学。内容包括中医针灸的源流、发展以及展望,并结合中医文化介绍了针灸学术思想。以期能为广大针灸学研究工作者和相关专业人员提供参考。

　　由于本书包罗内容较多,涉及知识较为烦琐,编写人员较多,各章节内容的格式、深度和广度可能并不一致,且谬误无可避免,敬请广大读者批评指正。

目 录

第一章　绪论

第一节　中医针灸

一、针灸学概论

针灸为我国传统医学中独具特色的疗法之一,是中医学的重要组成部分。中医针灸历史悠久、内涵丰富,早在战国时期就有文字记载,来源于最为原始的疾病对抗方法,进而发展成为一门具有理论支持和临床效果的特色学科。经历近现代医学的严重冲击,不衰反荣,并走向世界,在世界舞台绽放出夺目光彩。

针灸学是研究针刺和艾灸等治法的一门学科,是祖国医学宝贵遗产之一。其内容主要包括经络、腧穴、针灸方法及临床治疗等部分。由于其具有操作简便、适应证广、疗效明显和经济安全等优点。因此数千年来深受广大劳动人民的欢迎。

针法和灸法是两种不同的治疗方法。针法是运用各种金属针刺入穴位,运用不同手法进行治病的方法;灸法是采用艾条、艾柱点燃后熏灼穴位治病的方法。由于二者都是通过调整经络脏腑气血的功能达到治病的目的,常配合使用,所以合称为针灸。

针灸学的形成和发展经历了一个漫长的过程。早在新石器时代。人们即利用锐利的小石片(即"砭石")砭刺体表某些部位来治疗疾病。此即针法萌芽阶段的所谓"砭术"。据《说文解字》载:"砭,以石刺病也"。《山海经》亦有"有石如玉,可以为针"之说。这是关于石针的较早记载。灸法的产生在火的发现和应用之后,人们在用火的过程中,逐渐发现身体的某一部位受到火的烤灼而感觉舒适或病痛减轻,经反复实践,选择了易于点燃、火力温和并且具有温通血脉作用的艾,作为施灸的原料,从而形成了灸术。《素问·异法方宜论》说:"苦恼寒生满病,其治宜灸",即指此言。随着社会生产力的不断发展,针具也由石针、骨针、竹针而逐步改变为铜针、铁针、不锈钢针。同时由于医疗经验的不断丰富,针灸腧穴不断增多的基础上,前人便按照腧穴的主治作用,结合针刺的感应情况和古代的解剖知识,把这些具有相同或类似作用的散在腧穴进行

归类,并从理论上加以阐述,逐步形成了经络学说。

据文献考察,早在三千年以前,我国医家已把针灸临床经验进行了初步总结。1972年长沙马王堆汉墓出上的周代医书,即记载有"足臂十一脉灸经"和"阴阳十一脉灸经"的两篇《帛书》。《帛书》除载有经脉循行路线上的各种疼痛、痉挛、麻木、肿胀等局部症状及眼、耳、口、鼻等器官症状外,还有一些全身症状,如烦心、嗜卧、恶寒等。当时对这些病症,都是用灸法治疗的。

战国时代的《黄帝内经》对经络、腧穴、针灸的适应证、禁忌证及治疗原理等,作了比较详细的论述,从而奠定了以经络学说为核心的针灸理论体系。

现存最早的论述针灸的专书是晋代皇甫谧编著的《针灸甲乙经》(282年)。该书在《内经》的基础上,对针灸理论进行了整理,依照不同部位确定了三百四十九个穴名,为针灸专科的产生奠定了基础,在针灸学发展上起了承前启后的作用。唐代孙思邈在《千金方》中绘制了三幅彩色针灸挂图,分别把人体正面、背面、侧面的十二经脉、奇经八脉用不同颜色绘出。王焘又绘成了十二幅彩图,并在《外台秘要》中重点介绍了灸法,唐代"太医署"中设有针灸专科,有针博士、针助教、针工等。从事专业工作。北宋王惟一编《铜人腧穴针灸图经》(1026年),当时曾刻在两块石碑上,树立在汴京(今河南开封),供学习者拓印和阅读。1027年,王氏还创造了两座针灸铜人,为我国最早的针灸模型。明代杨继洲的《针灸大成》(1601年)汇集历代诸家学说,广搜文献,是继《内经》《甲乙经》之后的又一次针灸学术大总结。此后,由于西洋医学的传入和反动统治者的崇洋媚外政策、针灸医学遭到摧残,处于奄奄一息的境地。

新中国成立后,针灸学得到迅猛发展,各地先后成立了中医学院,设立了研究针灸的专门机构。尤其是近年来,许多中医学院设立了针灸系,培养了大批的高级针灸专门人才,针灸在全国范围内得到了普及。

针灸医学对其他国家的医疗保健事业也做出了一定的贡献。约在6世纪,针灸医学传入朝鲜,7世纪时朝鲜曾以《针灸甲乙经》等书为教材。562年我国吴人知聪携带《甲乙经》东渡,把它介绍到日本。701年,日本开设针灸科,至今还开办针灸专科学校。17世纪末叶,针灸学传入欧洲。近年来,许多国家除医院设有针灸专科外,还纷纷成立了一些研究针灸的专门机构和针灸学院等,并多次召开国际性针灸学术会议,1987年成立了世界针灸联合会。世界卫生组织也已宣布,可用针灸治疗的疾病约300余种,疗效较好的约100余种,可治愈的约67种。针灸医学已成为世界各国人民的共同财富。

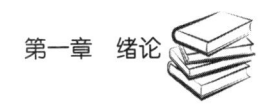

（一）针灸起源与发展

针灸起源于远古时期最为原始的火灸石熨、针刺放血、刺痈排脓等治疗方法，在长期的实践中得到升华和总结，进而形成一套完整的理论体系。"灸法"的历史和发展要早于"针法"，最早来源于战国时期《孟子》一书，里面记载有"犹七年之病求三年之艾"，可见战国时期就已开始采用艾灸治疗疾病。1973年长沙马王堆出土的《五十二病方》，有较多关于灸法的记载，其中包括了"灸、硬、熨、熏"等外治法，如"病足小指废，端痛……数癫证，诸病此物者皆灸泰阳（太阳）"。但此时"针灸学"尚处于简单朴素的原始阶段，无论灸法还是石硬刺激范围均较大，刺激输穴定位不精确，在一定程度上制约着针灸学的进一步发展和提高。随着古代冶金技术的成熟，也促进了金属针具的诞生，称为"微针"，微针刺激部位精确而细小；被刺激的部位被统称为"输穴"，至此中医针灸进入了一个"微针调气"的时代。《灵枢·九针十二原》记载："余欲勿使被毒药，无用硬石，欲以微针通其经脉，调其气血，营其逆顺出入之气，令可传于后世。"针刺"调气"概念的形成及"气针"的出现，形成真正意义的针灸学。

微针调气与临床针灸方而，古代中医更加关注机体气血运行的内在规律及经脉与脏腑的关系。马王堆出土的《足臂十一脉灸经》和《阴阳十一脉灸经》中记录有关十一经脉，此时的经脉关系尚不连贯；而《灵枢·经脉》中十二经脉理论，汇总了天人相应、阴阳学说和古代的哲学思想，构建了十二经脉气血循环流注模式，成为临床指导针灸的核心理论，奠定了针灸学发展的理论基础。十二经脉理论是针灸学用以诊查病变、阐述病理、决定治法、实施针灸治疗的核心理论，也是中医阐释人体生理活动和病理变化的基本理论。从"微针调气"至构建十二经脉理论，标志着针灸医学正式成为一门具有理论支持的特色学科。

针灸学起源于最原始的对抗疾病经验，并通过各代医家研究和总结，进而形成一门具有特殊疗效的特色学科。因此，现代中医学习不应局限于医院和学校教育，应将学习范围扩展到民间，并发掘其中精华，如少数民族医学和家族传承医学。此外通过大量临床试验和现代医学理论支持，继续发扬和传承针灸学。

（二）针灸传承

1. 师徒授受与家学继承

在印刷术落后的时代，由于中医技术密而不传的传统，口耳相传成为早期中医针灸传承的重要形式。口耳相传又包括师徒授受和家学继承，很多名医不仅技术精湛，且注重传承人的培养，如战国时期的扁鹊、三国时期的华佗、南北朝时期的徐氏家族和

宋明之际的席孔学派。师徒授受和家学继承作为古代中医针灸传授的重要形式,为中医的传承和发展做出了巨大贡献。师徒授受的传承方式对于中医文化传播具有较大局限性,但却有着不同替代的重要性,如中医经验的传播、继承及个案性体会等隐性知识有时难以通过书面文字方式得到诠释。因此,在信息高度发达的现代社会,师徒传承方式仍具有重要作用。近年来,政府积极组织各种形式的名医传承,尤其是名医工作室的创建,组织了大量青年骨干向中医专家拜师,有助于学术思想和临床治疗经验的继承,各位老中医毕生最宝贵的学术经验可得到有效传承与发展。

2. 图谱和铜人模型

针灸学作为一门高度直观的医学门科,传承方式以部分直观形象的载体为主,其中包括明堂图、经脉图和针灸模型等。明堂图属全身总穴图,据最早文献记载,明堂图为孙思邈绘制的“三人明堂图”,原图虽没有流传下来,但对后世明堂图的发展产生了深远影响,并使之逐步得到完善和补充。经脉图是根据经脉循行路线绘制而成的十二经脉图或奇经八脉图,其中较有代表性的包括《外台秘要》中十二经脉图、《存真环中图》中十二经脉图、《活人书》中经脉图及《医宗金鉴》中附图。

针灸铜人对针灸学传承和普及具有不言而喻的重要意义。针灸学习不仅要熟悉经脉输穴理论,更要有高度立体的形象载体,针灸铜人作为高度形象化的学习载体,对针灸学的普及和传播具有不可替代的重要意义。第一个官方针灸铜人出现在宋朝天圣年间,是著名医家王唯一根据其编撰的《铜人输穴针灸图经》设计铸造而成的。针灸铜人以其直观、形象、准确的立体效果超越了平面输穴图,成为输穴定位的最好诠释。现代中医针灸教学采用的各种针灸铜人模型,如经学电子定位、经穴电子示教、经血穴位解剖等模型,均在针灸铜人模型启发下进一步发展而来的。

自明末清初西方医学不断流入我国,逐渐打破了中医针灸固有的发展方式,特别在1840年后西方医学逐渐成为当时主流医学,对中医针灸的发展形成了较大冲击和影响,民国政府甚至制定了极其苛刻的相关政策制约中医发展,致使中医针灸处于几近灭绝的境地。而一些热爱中医的有识之士,如承淡安、朱琏等,在继承中医针灸理论的同时,吸收西医理论,采用解剖神经、血管的理论诠释经络的实质,以血液循环和呼吸理论解释经脉营卫的运行。自此中医针灸理论从传统思辨研究转向实证性研究,并在矛盾、彷徨和曲折中前行,为中医针灸的研究和发展开拓了新视角、新认知、新方法,也是经络理论现代转型的开始。

中华人民共和国成立后,国家对中医进行了大力度的扶持和重视,中医针灸的传统特色医疗又焕发出新的生机,现代中医针灸的发展不仅秉承了传统中医精华,又融合西方医学和现代科学的理念。现代医学更是从免疫、消炎、灭菌、强心、利尿等方而对中医针灸进行了研究和诊释,中医针灸的内涵也得到了进一步诊释和证明,针灸发展进入更为广阔的空间。现代中医在政府的支持和重视下,既秉承传统精华,又融合现代科学理论,结合传统医学传承方式和现代医疗形势逐渐创建现代中医的传承和发展模式。如今针灸已走向世界,受到世界的认可和称赞,这与中医几千年的传承和发展密不可分,同时中医针灸的发展和传承经验可进一步指导现代乃至未来中医针灸的发展。

二、针灸基本理论

针灸即针法和灸法的合称。针法是把毫针按一定穴位刺入患者体内,用捻、提等手法来治疗疾病。灸法是把燃烧着的艾绒按一定穴位熏灼皮肤,利用热的刺激来治疗疾病。

针灸是中国古代常用的治疗各种疾病的手法之一。是一种中国特有的治疗疾病的手段。它是一种"从外治内"的治疗方法。是通过经络、腧穴的作用,以及应用一定的手法,来治疗全身疾病的。在临床上按中医的诊疗方法诊断出病因,找出疾病的关键,辨别疾病的性质,确定病变属于哪一经脉,哪一脏腑,辨明它是属于表里、寒热、虚实中那一类型,做出诊断。然后进行相应的配穴处方,进行治疗。以通经脉,调气血,使阴阳归于相对平衡,使脏腑功能趋于调和,从而达到防治疾病的目的。针灸疗法是祖国医学遗产的一部分,也是我国特有的一种民族医疗方法。千百年来,对保卫健康,繁衍民族,有过卓越的贡献,直到现在,仍然担当着这个任务,为广大群众所信仰。

针灸由"针"和"灸"构成,是中医学的重要组成部分之一,其内容包括针灸理论、腧穴、针灸技术以及相关器具,在形成、应用和发展的过程中,具有鲜明的中华民族文化与地域特征,是基于中华民族文化和科学传统产生的宝贵遗产。

(一)经络学说

经络是什么呢? 原来,我国古代劳动人民在长期与疾病做斗争的医疗实践中,逐步认识到人体内存在着一些"气血"流行的通道。这个通道被中医称之为经络。它内而脏腑,外而肢节,纵横交错,遍布全身,起到运行气血的重要作用,类似人体的心血管、淋巴管等。同时,又通过经络的复杂联系,将人体内外表里、上下前后、五脏六腑、四肢百骸、五官九窍、筋脉皮肉各个部分,统一成为一个有机的整体,并与外界环境相适应类似人体的神经、内分泌。经络既然有如此重要的作用,当然也是一个十分奥妙、复杂的系统,这个经络系统包括经脉和络脉两大部分,其中经脉是经络系统的主体部

分,大而直行,深而在里,又可分为十二经脉和奇经八脉两大类,以及附属于十二经脉的十二经别,十二经筋,十二皮部;络脉是经脉的分支,小而横斜,浅而在表,又可分为较大的十五络脉,以及遍布全身的孙络、浮络。

当人体发生疾病时,阴阳失调,脏腑失和,气血偏盛偏衰,都与经络、穴位有密切关系,只有熟悉了经络的循环分布、生理功能,才能用经络学说说明病理变化,指导辨证归经,进行针灸治疗。

经络学说是中医基础理论的重要组成部分。是专门研究人体经络系统的组成、循行分布及其生理功能、病理变化,并指导临床实践的中医学理论。其形成与发展,与针灸、推拿疗法的应用有着密切关系,故经络学说也是针灸及推拿的理论核心。中医临床治病明辨病变的脏腑经络,把握疾病的传变,以及中药方剂的归经理论等,都以经络学说为基础。《灵枢·经别》:"十二经脉者,人之所以生,病之所以成,人之所以治,病之所以起,学之所以始,工之所止也。粗之所易,上之所难。"《扁鹊心书》:"学医不知经络,开口动手便错。"经络遍布全身,内属脏腑,外络肢节,沟通内外,贯穿上下,将人体各部组织器官联系成为一个有机的整体;并借以运行气血,营养机体,使人体各部分的功能活动保持协调和相对平衡。经络学说是在阴阳五行学说指导下,与中医学其他基础理论互相影响、互为补充而逐渐发展起来的。但对于经络实质,迄今还不能从形态学上加以证实。现代对经络的研究,更是利用各种手段,从文献学、形态学、生理学、胚胎发生学、物理学等各个方面着手,提出了周围神经相关说、结缔组织相关说、特殊结构说、经络—皮层—内脏相关说、第三平衡系统论、神经体液相关说、经络实质二重反射说、细胞间信息传递说、经络生物全息论、场论等很多关于经络实质的假说。经络是人体通内达外的一个联络系统,在生理功能失调时,又是病邪传注的途径,具有反映病候的特点。如在有些疾病的病理过程中,常可在经络循行通路上出现明显的压痛,或结节、条索等反应物,以及相应的部位皮肤色泽、形态、温度等变化。通过望色、循经触摸反应物和按压等,可推断疾病的病理状况。

辨证归经,是指通过辨析患者的症状、体征以及相关部位发生的病理变化,以确定疾病所在的经脉。辨证归经在经络学说指导下进行。如头痛一证,痛在前额者多与阳明经有关,痛在两侧者多与少阳经有关,痛在后项者多与太阳经有关,痛在巅顶者多与督脉、足厥阴经有关。这是根据头部经脉分布特点辨证归经。临床上还可根据所出现的证候,结合其所联系的脏腑,进行辨证归经。如咳嗽、鼻流清涕、胸闷,或胸外上方、上肢内侧前缘疼痛等,与手太阴肺经有关;脘腹胀满、胁肋疼痛、食欲不振、嗳气吞酸等,与足阳明胃经和足厥阴所经有关。

针灸治病是通过针刺和艾灸等刺激体表经络腧穴,以疏通经气,调节人体脏腑气血功能,从而达到治疗疾病的目的。腧穴的选取、针灸方法的选用是针灸治疗的两大关键,均依靠经络学说的指导。针灸临床通常根据经脉循行和主治特点进行循经取穴,如《四总穴歌》所载"肚腹三里留,腰背委中求,头项寻列缺,面口合谷收"就是循经取穴的具体体现。由于经络、脏腑与皮部有密切联系,故经络、脏腑的疾患可以用皮肤针叩刺皮部或皮内埋针进行治疗,如胃脘痛可用皮肤针叩刺中脘、胃俞穴,也可在该穴皮内埋针;经络闭阻、气血瘀滞,可以刺其络脉出血进行治疗,如目赤肿痛刺太阳穴出血,软组织挫伤在其损伤局部刺络拔罐等。

1.经络的组成及作用

(1)十二经脉

十二经脉即手三阴(肺、心包、心),手三阳(大肠、三焦、小肠),足三阳(胃、胆、膀胱),足三阴(脾、肝、肾)经的总称。由于它们隶属于十二脏腑,为经络系统的主体,故又称为"正经"。十二经脉的命名是结合脏腑、阴阳、手足三个方面而定的。阳分少阳、阳明、太阳;阴分大阴、厥阴、太阴。根据脏属阴、腑属阳、内侧为阴、外侧为阳的原则,把各经所属脏腑结合循行于四肢的部位,定出各经的名称。即属脏而循行于肢体内侧的为阴经,否则为阳经。十二经脉的作用主要是联络脏腑、肢体和运行气血,濡养全身。

十二经脉的循行特点是:凡属六脏(五脏加心包)的经脉称"阴经",它们从六脏发出后,多循行于四肢内侧及胸腹部,上肢内侧者为手三阴,下肢内侧者为足三阴经。凡属六腑的经脉标为"阳经",它们从六腑发出后,多循行四肢外侧面及头面,躯干部,上肢外侧者为手三阳经,下肢外侧者为足三阳经。十二经脉的头身四肢的分布规律是:手足三阳经为"阳明"在前,"少阳"在中(侧),"太阳"在后;手足三阴经为"太阴"在前,"厥阴"在中,"少阴"在后。

十二经脉的走向规律为"手之三阴从胸走手,手之三阳从手走头,足之三阳从头走足,足之三阴从足走腹"。(《灵枢·逆顺肥瘦》)

十二经脉通过支脉和经络脉的沟通衔接,形成六组"络属"关系。即在阴阳经之间形成六组"表里头系"。阴经属脏络腑,阳经属脏络脏。

十二经脉的流注次序为:起于肺经→大肠经→胃经→脾经→心经→小肠经→膀胱经→肾经→心包经→三焦经→胆经→肝经,最后又回到肺经。周而复始,环流不息。

(2)奇经八脉

奇经八脉是任、督、冲、带、阴维、阳维、阴跷、阳跷脉的总称。它们与十二正经不

同,既不直属脏腑,又无表里配合,故称"奇经"。其生理功能,主要是对十二经脉的气血运行,起溢蓄、调节作用。

任脉为诸条阴经交会之脉,故称"阴脉之海",具有调节全身阴经经气的作用。

督脉称"阳脉之海",诸阳经均与其交会,具有调节全身阳经经气的作用。

冲脉为"十二经之海",十二经脉均与其交会,具有涵蓄十二经气血的作用。

带脉约束诸经。阴维脉,阳维脉分别调节六阴经和六阳经的经气,以维持阴阳协调和平衡。阴跷、阳跷脉共同调节肢体运动和眼睑的开合功能。

奇经八脉中的腧穴,大多寄附于十二经之中,唯任、督二脉,各有其专属的腧穴,故与十二经相提并论,合称为"十四经"。

十四经,是针灸学科内容的重要部分,由于十四经具有一定的循环路线和病候及其专属腧穴主治;它不但是经络系统的主干,而且在临床上还是辩证归经(诊断疾病)和循经取穴施治的基础。因此,学习针灸学,必须熟悉和掌握十四经所具有的特点。

(3)十五络脉

十二经脉和任、督二脉各自别出一络,加上脾之大络,总计15条,称为十五络脉。十二经脉的别络均从本经四肢肘膝关节以下的络穴分出,走向其相表里的经脉,即阴经别络于阳经,阳经别络于阴经。手太阴别络从列缺分出,别走手阳明;手少阴别络从通里分出,别走手太阳;手厥阴别络从内关分出,别走手少阳;手阳明别络从偏历分出,别走手太阴;手太阳别络从支正分出,别走手少阴;手少阳别络从外关分出,别走手厥阴;足阳明别络从丰隆分出,别走足太阴;足太阳别络从飞扬分出,别走足少阴;足少阳别络从光明分出,别走足厥阴;足太阴别络从公孙分出,别走足阳明;足少阴别络从大钟分出,别走足太阳;足厥阴别络从蠡沟分出,别走足少阳。任脉、督脉的别络以及脾之大络主要分布在头身部。任脉的别络从鸠尾分出后散布于腹部;督脉的别络从长强分出后散布于头,左右别走足太阳经;脾之大络从大包分出后散布于胸胁。《灵枢·经脉》曰:"凡此十五络者,实则必见,虚则必下,视之不见,求之上下,人经不同,络脉异所别也。"此外,还有从络脉分出的浮行于浅表部位的浮络和细小的孙络,分布极广,遍布全身。

四肢部的十二经别络,加强了十二经中表里两经的联系,沟通了表里两经的经气,补充了十二经脉循行的不足。躯干部的任脉别络、督脉别络和脾之大络,分别沟通了腹、背和全身经气,输布气血以濡养全身组织。

(4)十二经别

十二经别是十二正经离、入、出、合的别行部分,是正经别行深入体腔的支脉。十二经别多从四肢肘膝关节以上的正经别出(离),经过躯干深入体腔与相关的脏腑联系(入),再浅出于体表上行头项部(出),在头项部,阳经经别合于本经的经脉,阴经经别合于其相表里的阳经经脉(合)。十二经别按阴阳表里关系汇合成六组,在头项部合于六阳经脉,故有"六合"之称。足太阳、足少阴经别从腘部分出,入走肾与膀胱,上出于项,合于足太阳膀胱经;足少阳、足厥阴经别从下肢分出,行至毛际,入走肝胆,上系于目,合于足少阳胆经;足阳明、足太阴经别从髀部分出,入走脾胃,上出鼻安,合于足阳明胃经;手太阳、手少阴经别从腋部分出,入走心与小肠,上出目内眦,合于手太阳小肠经;手少阳、手厥阴经别分别从所属正经分出,进入胸中,入走三焦,上出耳后,合于手少阳三焦经;手阳明、手太阴经别从所属正经分出,入走肺与大肠,上出缺盆,合于手阳明大肠经。

由于十二经别有离、入、出、合于表里之间的特点,不仅加强了十二经脉的内外联系,更加强了经脉所属络的脏腑在体腔深部的联系,补充了十二经脉在体内外循行的不足。由于十二经别通过表里相合的"六合"作用,使得十二经脉中的阴经与头部发生了联系,从而扩大了手足三阴经穴位的主治范围。如手足三阴经穴位之所以能主治头面和五官疾病,与阴经经别合于阳经而上头面的循行是分不开的。此外,由于十二经别加强了十二经脉与头面部的联系,故而突出了头面部经脉和穴位的重要性及其主治作用。

(5)十二经筋

十二经筋是十二经脉之气输布于筋肉骨节的体系,是附属于十二经脉的筋肉系统。其循行分布均起始于四肢末端,结聚于关节骨骼部,走向躯干头面。十二经筋行于体表,不入内脏,有刚筋、柔筋之分。刚(阳)筋分布于项背和四肢外侧,以手足阳经经筋为主;柔(阴)经分布于胸腹和四肢内侧,以手足阴经经筋为主。足三阳经筋起于足趾,循股外上行结于頄(面);足三阴经筋起于足趾,循股内上行结于阴器(腹);手三阳经筋起于手指,循臑外上行结于角(头);手三阴经筋起于手指,循臑内上行结于贲(胸)。

经筋具有约束骨骼,屈伸关节,维持人体正常运动功能的作用。经筋为病,多为转筋、筋痛、痹证等,针灸治疗多局部取穴而泻之,如《灵枢·经筋》载:"治在燔针劫刺,以知为数,以痛为输。"

(6)十二皮部

十二皮部是十二经脉功能活动反映于体表的部位,也是络脉之气散布之所在。十二皮部的分布区域是以十二经脉在体表的分布范围,即十二经脉在皮肤上的分属部分

为依据而划分的,故《素问·皮部论篇》指出:"欲知皮部,以经脉为纪者,诸经皆然。"

由于十二皮部居于人体最外层,又与经络气血相通,故是机体的卫外屏障,起着保卫机体、抗御外邪和反映病症的作用。近现代临床常用的皮肤针、穴位敷贴法等,均以皮部理论为指导。

2. 经络的生理功能和临床应用

(1)生理功能

① 沟通内外,联系肢体:经络具有联络脏腑和肢体的作用。如《灵枢·海论》篇说:"夫十二经脉者、内属于脏腑外络于肢节。"指出了经络能沟通表里、联络上下、将人体各部的组织器官联结成一个有机的整体。

② 运行气血,营养周身:经络具有运行气血,濡养周身的作用。《灵枢·本脏》篇说:"经脉者,所以行气血而营阴阳,濡筋骨,利关节者也。"由于经络能输布营养到周身,因而保证了全身各器官正常的功能活动。所以经络的运行气血,是保证全身各组织器官的营养供给,为各组织器官的功能活动,提供了必要的物质基础。

③ 抗御外邪,保卫机体:由于经络能"行气血则营阴阳,使卫气密布于皮肤之中,加强皮部的卫外作用,故六淫之邪不易侵袭"。

(2)病理反应

① 反应病候:由于经络在人体各部分布的关系,如内脏有病时便可在相应的经脉循环部位出现各种不同的症状和体征。有时内脏疾患还在头面五官等部位出现反应。如心火上炎可致口舌生疮;肝火升腾可致耳目肿赤;肾气亏虚可使两耳失聪。

② 传注病邪:在正虚邪盛时,经络又是病邪传注的途径。经脉病可以传入内脏,内脏病亦可累及经脉。如《素问·缪刺论》说"夫邪之各于形也,必先舍于皮毛,留而不去,入舍于孙脉,留而不去,入舍于络脉,留而不去,入舍于经脉,内连五脏,散于肠胃"。反之,内脏病可影响经络。如《素问·藏气法时论》说"肝病者,两胁下痛引少腹"等。

③ 诊断方面:由于经络循行有一定部位,并和一定脏腑属络,脏腑经络有病可在一定部位反映出来;因此可以根据疾病在各经脉所经过部位的表现,作为诊断依据。如头痛病,可根据经脉在头部的循行分布规律加以辨别,如前额痛多与阳明经有关;两侧痛与少阳经有关;枕部痛与太阳经有关;巅顶痛则与足厥阴经有关。

此外,还可根据某些点上的明显异常反应如压痛、结节、条索状等反应,帮助诊断。临床上阑尾炎患者,多在阑尾穴处有压痛即是例证。

④ 治疗方面:经络学说广泛地应用于临床各科的治疗,尤其是对针灸、按摩、药物

等具有重要的指导意义。

针灸按摩治疗,是根据某经或某脏腑的病变,选取相关经脉上的腧穴进行治疗。例如头痛即可根据其发病部位,选取有关腧穴进行针刺,如阳明头痛取阳明经,两肋痛取肝经腧穴。

在药物治疗上,常根据其归经理论,选取特定药治疗某些病。如柴胡入少阳经,少阳头痛时常选用它等。

(二)脏腑证治

脏腑,是内脏的总称。古人称为"藏象",藏,指藏于内,就是内脏;象,是征象或形象,意指内脏生理、病理所表现于外之征象。中医称心、肝、脾、肺、肾为五脏;小肠、胆、胃、大肠、膀胱、三焦为六腑。脏腑学说的特点是以五脏为中心,配合六腑,联系五体、五宫、九窍等,连接成为一个"五脏系统"的整体。其所叙述的脏腑名称虽与西医的脏器相同,但在生理、病理的含义上有很大差别。

脏腑证治是中医各种辨证论治的基础,它是根据脏腑的生理功能、病理表现,结合八纲、病因、经络等理论,通过四诊合参,对疾病的症候进行分析归纳,借以推断病因病机,病变部位及性质、正邪盛衰,以确定所患何证,然后根据证来决定治疗原则和方药。

针灸治病在脏腑证治方面的应用较多,如脏腑、经络之气输注于体表的部位称作腧穴,是针灸施术的部位。腧穴与脏腑密切相关,在疾病情况下,腧穴有反映病痛的功能,一般通路为:邪气→ 经络系统→脏腑功能失调→表现症状常在腧穴位置。治疗时,通过调节经络系统而祛邪安脏。

(三)阴阳五行

阴阳五行是我国古代的一种哲学基本理论,是古人通过长期的生活、生产实践,对自然界观察和认识的总结。是古人用以认识和解释自然界的方法论,古人用五行着重阐述"生化",阴阳着重阐述"极变",相当于现代的"量变"和"质变"。它自从被应用到中医学领域之后,便成为脏腑、经络的理论基础,并作为一种认识人体生命过程和疾病过程即生、老、病、死全过程的方法论,阐明人体的生理现象、病理变化,指导对疾病的辨证论治。

1.阴阳学说

阴阳理论认为,自然界是物质的,是在阴阳二气的相互作用下发生、发展和变化的。作为自然科学的中医学来说,也就自然而然地吸收了这一朴素的先进的哲学理论。人体是一个统一的整体,不论是生理功能的发挥,还是病理过程的演变,都处于阴

阳的变化过程之中,故中医学认为疾病的发生都是阴阳失调的结果。运用针灸治疗疾病,都是以恢复机体阴阳平衡为目的。在针灸临床上常有左右互取以及前后上下对应取穴法,这是阴阳互引的针灸法则,充分体现了针灸疗法重视平衡阴阳的核心思想。

阴阳学说是在气一元论的基础上建立起来的中国古代的朴素的对立统一理论,属于中国古代唯物论和辩证法范畴,体现出中华民族辩证思维的特殊精神。其哲理玄奥,反映着宇宙的图式。其影响且远且大,成为人们行为义理的准则。如当今博得世界赞叹的《孙子兵法》是中国古代兵家理论和实战经验的总结,其将阴阳义理在军事行为中运用至极,已达到出神入化的境界。

阴阳学说认为:世界是物质性的整体,宇宙间一切事物不仅其内部存在着阴阳的对立统一,而且其发生、发展和变化都是阴阳二气对立统一的结果。

中医学把阴阳学说应用于医学,形成了中医学的阴阳学说,促进了中医学理论体系的形成和发展,中医学的阴阳学说是中医学理论体系的基础之一和重要组成部分,是理解和掌握中医学理论体系的一把钥匙。"明于阴阳,如惑之解,如醉之醒"(《灵枢·病传》),"设能明彻阴阳,则医理虽玄,思过半矣"(《景岳全书·传忠录·阴阳篇》)。

中医学用阴阳学说阐明生命的起源和本质,人体的生理功能、病理变化,疾病的诊断和防治的根本规律,贯穿于中医的理、法、方、药,长期以来,一直有效地指导着实践。

(1)阴阳的基本概念

阴阳的哲学含义:阴阳是中国古代哲学的基本范畴。气一物两体,分为阴阳。阴阳是气本身所具有的对立统一属性,含有对立统一的意思,所谓"阴阳者,一分为二也"(《类经·阴阳类》)。阴和阳之间有着既对立又统一的辩证关系。阴阳的对立统一是宇宙的总规律:阴阳不仅贯穿于中国古代哲学,而且与天文、历算、医学、农学等具体学科相结合,一并成为各门具体学科的理论基础,促进了各门具体学科的发展。阴阳的对立、互根、消长和转化构成了阴阳的矛盾运动,成为阴阳学说的基本内容。

① 阴阳与矛盾的区别:阴阳虽然含有对立统一的意思,但是它与唯物辩证法的矛盾范畴有着根本的区别。

② 阴阳范畴的局限性:唯物辩证法认为,一切事物内部所包含的对立都是矛盾。矛盾范畴,对于各对立面的性质,除了指出其对立统一外,不加任何其他限定。对立统一是宇宙中最普遍的现象。因此,矛盾范畴适用于一切领域,是事物和现象最抽象最一般的概括。而阴阳范畴不仅具有对立统一的属性,而且又有另外一些特殊的规定,属于一类具体的矛盾。阴阳是标志事物一定的趋向和性态特征的关系范畴。所以,阴

阳尽管包罗万象,具有普遍性,但在无限的宇宙中,阴阳毕竟是一种有限的具体的矛盾形式,其内涵和外延比矛盾范围小很多,其适用范围有;定的限度,仅能对宇宙的事物和现象作一定程度的说明和概括,更不能用以说明社会现象。另外对于唯物辩证法来说,具体矛盾的双方,如有主有从,何者为主,何者为从,则视具体情况而定。但阴阳学说认为,在相互依存的阴阳矛盾中,一般情况下阳为主导而阴为从属,即阳主阴从。在人体内部阴阳之中,强调以阳为本,阳气既固,阴必从之。"凡阴阳之要,阳密乃固……阳强不能密,阴气乃绝""阳气者,若天与日,失其所则折寿而不彰,故天运当以日光明"(《素问·生气通天论》)。阳气是生命的主导,若失常不固,人就折寿夭亡。因此,在治疗疾病时,主张"血气俱要,而补气在补血之先;阴阳并需,而养阳在滋阴之上"(《医宗必读·水火阴阳论》)。总之,阴阳学说对矛盾双方的性态作了具体限定,一方属阴,一方属阳,阳为主,阴为从。一般说来,这种主从关系是固定的,这也表现出阴阳学说的特殊性和局限性。

③ 阴阳范畴的直观性:唯物辩证法的矛盾范畴是建立在高度科学抽象的基础之上的,是宇宙的根本规律。而阴阳范畴,由于当时的科学发展水平的限制,使阴阳范畴还不可能超出直观的观察的广度和深度,不可能具有严格科学的表现形式,往往有一定的推测的成分。

阴阳范畴引入医学领域,成为中医学理论体系的基石,成为基本的医学概念。在中医学中,阴阳是自然界的根本规律,是标示事物内在本质属性和性态特征的范畴,既标示两种对立特定的属性,如明与暗、表与里、寒与热等等,又标示两种对立的特定的运动趋向或状态,如动与静、上与下、内与外、迟与数等等。

总之,事物和现象相互对立方面的阴阳属性,是相比较而言的,是由其性质、位置、趋势等方面所决定的。阴阳是抽象的属性概念而不是具体事物的实体概念,也是一对关系范畴,它表示各种物质特性之间的对立统一关系。所以说:"阴阳者,有名而无形。"(《灵枢·阴阳系日月》)

④ 阴阳的普遍性:阴阳的对立统一是天地万物运动变化的总规律,"阴阳者,天地之道也,万物之纲纪,变化之父母,生杀之本始"(《素问·阴阳应象大论》)。不论是空间还是时间,从宇宙间天地的回旋到万物的产生和消失.都是阴阳作用的结果。凡属相互关联的事物或现象,或同一事物的内部,都可以用阴阳来概括,分析其各自的属性,如天与地、动与静、水与火、出与入等。

⑤ 阴阳的相对性:具体事物的阴阳属性,并不是绝对的,而是相对的。也就是说,随着时间的推移或所运用范围的不同,事物的性质或对立面改变了,则其阴阳属性也

就要随之而改变。所以说"阴阳二字,固以对待而言,所指无定在"(《局方发挥》)。

(2)阴阳的相对性表现

① 相互转化性:在一定条件下,阴和阳之间可以发生相互转化,阴可以转化为阳,阳也可以转化为阴。如寒证和热证的转化,病变的寒热性质变了,其阴阳属性也随之改变。在人体气化运动过程中,生命物质和生理功能之间,物质属阴,功能属阳。二者在生理条件下,是可以互相转化的,物质可以转化为功能,功能也可以转化为物质。如果没有这种物质和功能之间的相互转化,生命活动就不能正常进行。

② 无限可分性:阴阳的无限可分性即阴中有阳,阳中有阴,阴阳之中复有阴阳,不断地一分为二,以至无穷。如,昼为阳,夜为阴。而上午为阳中之阳,下午则为阳中之阴;前半夜为阴中之阴,后半夜则为阴中之阳。随着对立面的改变,阴阳之中又可以再分阴阳。

自然界任何相互关联的事物都可以概括为阴和阳两类,任何一种事物内部又可分为阴和阳两个方面,而每一事物中的阴或阳的任何一方,还可以再分阴阳。事物这种相互对立又相互联系的现象,在自然界中是无穷无尽的。所以说:"阴阳者,数之可十,推之可百,数之可千,推之可万,万之大不可胜数,然其要一也。"(《素问·阴阳离合论》)这种阴阳属性的相对性,不但说明了事物或现象阴阳属性的规律性、复杂性,而且也说明了阴阳概括事物或现象的广泛性,即每一事物或现象都包含着阴阳,都是一分为二的。

③ 阴阳的关联性:阴阳的关联性指阴阳所分析的事物或现象,应是在同一范畴,同一层次,即相关的基础之上的。只有相互关联的一对事物,或一个事物的两个方面,才能构成一对矛盾,才能用阴阳来说明,如天与地、昼与夜、寒与热等等。如果不具有这种相互关联性的事物,并不是统一体的对立双方,不能构成一对矛盾,就不能用阴、阳来说明。

"水火者,阴阳之征兆也"(《素问·阴阳应象大论》)。中医学以水火作为阴阳的征象,水为阴,火为阳,反映了阴阳的基本特性。如水性寒而就下,火性热而炎上。其运动状态,水比火相对的静,火较水相对的动,寒热、上下、动静,如此推演下去,即可以用来说明事物的阴阳属性。划分事物或现象阴阳属性的标准是:

凡属于运动的、外向的、上升的、温热的、明亮的、功能的……属于阳的范畴;静止的、内在的、下降的、寒凉的、晦暗的、物质的……属于阴的范畴。由此可见,阴阳的基本特性,是划分事物和现象阴阳属性的依据。

中医古代哲学气一元论认为,气是世界的本原物质,气一物两体,分为阴气和阳气。阴阳是气的固有属性。气的运动是阴阳的对立统一运动。中医学认为,气是构成人体和维持人体生命活动的物质基础。人体之气按阴阳特性可分为阴阳两类,把对人体具有温煦推动作用的气称之为阳气,把对人体具有营养滋润作用的气称为阴气。气的阴阳对立统一运动是生命运动的根本规律。

（3）阴阳学说的基本内容

阴阳对立:对立是指处于一个统一体的矛盾双方的互相排斥、互相斗争。阴阳对立是阴阳双方的互相排斥、互相斗争。阴阳学说认为:阴阳双方的对立是绝对的,如天与地、上与下、内与外、动与静、升与降、出与入、昼与夜、明与暗、寒与热、虚与实、散与聚等等。万事万物都是阴阳对立的统一。阴阳的对立统一是"阴阳者,一分为二也"的实质。

对立是阴阳二者之间相反的一面,统一则是二者之间相成的一面。没有对立就没有统一,没有相反也就没有相成。阴阳两个方面的相互对立,主要表现于它们之间的相互制约、相互斗争。阴与阳相互制约和相互斗争的结果取得了统一,即取得了动态平衡。只有维持这种关系,事物才能正常发展变化,人体才能维持正常的生理状态;否则,事物的发展变化就会遭到破坏,人体就会发生疾病。

例如:在自然界中,春、夏、秋、冬四季有温、热、凉、寒气候的变化,夏季本来是阳热盛,但夏至以后阴气却渐次以生,用以制约火热的阳气;而冬季本来是阴寒盛,但冬至以后阳气却随之而复,用以制约严寒的阴。春夏之所以温热是因为春夏阳气上升抑制了秋冬的寒凉之气,秋冬之所以寒冷是因为秋冬阴气上升抑制了春夏的温热之气的缘故。这是自然界阴阳相互制约、相互斗争的结果。

在人体,生命现象的主要矛盾是生命发展的动力,贯穿于生命过程的始终。用阴阳来表述这种矛盾,就生命物质的结构和功能而言,则生命物质为阴(精),生命机能为阳(气)。其运动转化过程则是阳化气,阴成形。生命就是生命形体的气化运动。气化运动的本质就是阴精与阳气、化气与成形的矛盾运动,即阴阳的对立统一。阴阳在对立斗争中,取得了统一,维持着动态平衡状态,即所谓"阴平阳秘",机体才能进行正常的生命活动。有斗争就要有胜负,如果阴阳的对立斗争激化,动态平衡被打破,出现阴阳胜负、阴阳失调,就会导致疾病的发生。

总之,阴阳的对立是用阴阳说明事物或现象相互对立的两个方面及其相互制约的关系。

阴阳互根:互根指相互对立的事物之间的相互依存、相互依赖,任何一方都不能脱离另一方而单独存在。阴阳互根,是阴阳之间的相互依存,互为根据和条件。阴阳双

方均以对方的存在为自身存在的前提和条件。阴阳所代表的性质或状态,如天与地、上与下、动与静、寒与热、虚与实、散与聚等等,不仅互相排斥,而且互为存在的条件。阳根于阴,阴根十阳,无阳则阴无以生,无阴则阳无以化。阳蕴含于阴之中,阴蕴含于阳之中。阴阳一分为二,又合二为一,对立又统一。故曰:"阴根于阳,阳根于阴"(《景岳全书·传忠录·阴阳篇》)。"阴阳互根……阴以吸阳……阳以煦阴……阳盛之处而一阴已生,阴盛之处而一阳已化"(《素灵微蕴》)。阴阳互根深刻地揭示了阴阳两个方面的不可分离性。中医学用阴阳互根的观点,阐述人体脏与腑、气与血、功能与物质等在生理病理上的关系。

阴阳互根是确定事物属性的依据:分析事物的阴阳属性,不仅要注意其差异性,而且还要注意其统一性,即相互关联性,从差异中寻找同一。双方共处于一个统一体中,才能运用阴阳来分析说明。如上属阳,下属阴,没有上之属阳,也就无所谓下之属阴;没有下之属阴,也就无所谓上之属阳。昼属阳,夜属阴,没有昼之属阳,就无所谓夜之属阴;没有夜之属阴,也就没有昼之属阳。热属阳,寒属阴,没有热之属阳,也就无所谓寒之属阴;没有寒之属阴,也就没有热之属阳。所以说,阳依赖于阴,阴依赖于阳,每一方都以其对立的另一方为自己存在的条件。如果事物不具有相互依存的关联性,并不是统一体的对立双方,就无法分析其阴阳属性,也就不能用阴阳来说明了。

阴阳互根是事物发展变化的条件:因为阳根于阴,阴根于阳,阴与阳相互依赖,缺少任何一方,则另一方也就不复存在了。所以事物的发展变化,阴阳二者是缺一不可的。如:就个体的生理活动而言,在物质与功能之间、物质与物质之间、功能与功能之间,均存在着阴阳互根的关系。物质属阴,功能属阳,物质是生命的物质基础,功能是生命的主要标志。物质是功能的基础,功能则是物质的反映。脏腑功能活动健全,就会不断地促进营养物质的化生,而营养物质的充足,才能保护脏腑活动功能的平衡。平衡是中国古代整体思维形态之一。平衡,又称中和、中道。平衡思维的基本特征是注重事物的均衡性、适度性。平衡思维在中医学中作为科学形态,用以论述生命运动的规律。无过无不及谓之平衡,过或不及谓之失衡。阴阳消长稳定在一定范围内,人体以及机体与环境之间,才能保持正常的平衡状态。如阴阳消长超越了一定的限度(指维持平衡的限度,即条件),则平衡被打破,在自然界则引起灾害,在人体则引起疾病。

在自然界中,四季气候的变化,春去夏来,秋去冬至,四季寒暑的更替,就是阴阳消长的过程。从冬至春及夏,寒气渐减,温热日增,气候则由寒逐渐变温变热,是"阴消阳长"的过程;由夏至秋及冬,热气渐消,寒气日增,气候则由热逐渐变凉变寒,则是

"阳消阴长"的过程。这种正常的阴阳消长,反映了四季气候变化的一般规律。

就人体生理活动而言,各种功能活动(阳)的产生,必然要消耗一定的营养物质(阴),这就是"阳长阴消"的过程;而各种营养物质(阴)的化生,又必然消耗一定的能量(阳)。

运动变化是中医学对自然和人体生命活动认识的根本出发点,这是中医学的宇宙恒动观。这种运动变化,包含着量变和质变过程。阴阳消长是一个量变的过程。阴阳学说把人体正常的生理活动概括为"阴平阳秘""阴阳匀平",即人体中阴阳对立的统一、矛盾双方基本上处于相对平衡状态,也就是阴阳双方在量的变化上没有超出一定的限度,没有突破阴阳协调的界限,所以人体脏腑活动功能正常。只有物质和功能协调平衡,才能保证人体的正常生理活动。所有相互对立的阴阳两个方面都是如此相互依存的,任何一方都不能脱离开另一方而单独存在。如果双方失去了互为存在的条件,有阳无阴谓之"孤阳",有阴无阳谓之"孤阴"。孤阴不生,独阳不长,一切生物也就不能存在,不能生化和滋长了。在生命活动过程中,如果正常的阴阳互根关系遭到破坏,就会导致疾病的发生,乃至危及生命。在病理情况下,人体内的阳气和阴液,一方的不足可以引起另一方的亏损,阳损可以耗阴,阴损可以耗阳。即阳虚至一定程度时,由于"无阳则阴无以化",故可进一步损伤体内的阴液而导致阴虚,称作"阳损及阴"。如长期食欲减退的病人,多表现为脾气(阳)虚弱,脾胃为后天之本,气血生化之源,脾气(阳)虚弱,化源不足,会导致阴(血)亏损,这可称之为阳损及阴的气血两虚证。反之,阴虚至一定程度,由于"无阴则阳无以生",故又可损伤体内的阳气而导致阳虚,故称作"阴损及阳"。如失血病人,由血(阴)的大量损失,气随血脱,往往会出现形寒肢冷的阳虚之候,这可称之为阴损及阳的气血两虚证。如果人体内阳气与阴液、物质与功能等阴阳互根关系遭到严重破坏,以致一方已趋于消失,而使其另一方失去了存在的前提,呈现孤阳或孤阴状态。这种阴阳的相离,意味着阴阳矛盾的消失,那么生命也就即将结束了。

阴阳互根是阴阳相互转化的内在根据:因为阴阳代表着相互关联的事物的双方或一个事物内部对立的两个方面,因而阴和阳在一定条件下,可以各向自己相反的方面转化。阴阳在一定条件下的相互转化,也是以它们的相互依存、相互为根的关系为基础的。因为阴阳对立的双方没有相互联结、相互依存的关系,也就不可能各自向着和自己相反的方向转化。

阴阳消长:消长,增减、盛衰之谓。阴阳消长,是阴阳对立双方的增减、盛衰、进退的运动变化。阴阳对立双方不是处于静止不变的状态,而是始终处于此盛彼衰、此增

彼减、此进彼退的运动变化之中。其消长规律为阳消阴长,阴消阳长。阴阳双方在彼此消长的动态过程中保持相对的平衡,人体才保持正常的运动规律。平衡是维持生命的手段,达到常阈才是健康的特征。阴阳双方在一定范围内的消长,体现了人体动态平衡的生理活动过程。如果这种"消长"关系超过了生理限度(常阈),便将出现阴阳某一方面的偏盛或偏衰,于是人体生理动态平衡失调,疾病就由此而生。在疾病过程中,同样也存在着阴阳消长的过程。一方的太过,必然导致另一方的不及;反之,一方不及,也必然导致另一方的太过。阴阳偏盛,是属于阴阳消长中某一方"长"得太过的病变,而阴阳偏衰,是属于阴阳某一方面"消"得太过的病变。阴阳偏盛偏衰就是阴阳异常消长病变规律的高度概括。一般说来,阴阳消长有常有变,正常的阴阳消长是言其常,异常的阴阳消长是言其变。总之,自然界和人体所有复杂的发展变化,都包含着阴阳消长的过程,是阴阳双方对立斗争、依存互根的必然结果。

阴阳转化:转化即转换、变化,指矛盾的双方经过斗争,在一定条件下走向自己的反面。阴阳转化,是指阴阳对立的双方,在一定条件下可以相互转化,阴可以转化为阳,阳可以转化为阴。阴阳的对立统一包含着量变和质变。事物的发展变化,表现为由量变到质变,又由质变到量变的互变过程。如果说"阴阳消长"是一个量变过程,那么"阴阳转化"便是一个质变过程。

阴阳转化是事物运动变化的基本规律。在阴阳消长过程中,事物由"化"至"极",即发展到一定程度,超越了阴阳正常消长的阈值,事物必然向着相反的方面转化。阴阳的转化,必须具备一定的条件,这种条件中医学称之为"重"或"极"。故曰:"重阴必阳,重阳必阴","寒极生热,热极生寒"(《素问·阴阳应象大论》)。阴阳之理,极则生变。

但必须指出的是,阴阳的相互转化是有条件的,不具备一定的条件,二者就不能各自向相反的方向转化。阴阳的消长(量变)和转化(质变)是事物发展变化全过程密不可分的两个阶段,阴阳消长是阴阳转化的前提,而阴阳转化则是阴阳消长的必然结果。

以季节气候变化为例,一年四季,春至冬去,夏往秋来。春夏属阳,秋冬属阴,春夏秋冬四季运转不已,就具体体现了阴阳的互相转化。当寒冷的冬季结束转而进入温暖的春季,便是阴转化为阳;当炎热的夏季结束转而进入凉爽的秋季,则是由阳转化为阴。

在人体生命活动过程中,在生理上,物质与功能之间的新陈代谢过程,如营养物质(阴)不断地转化为功能活动(阳),功能活动(阳)又不断地转化为营养物质(阴)就是阴阳转化的表现。实际上,在生命活动中,物质与功能之间的代谢过程,是阴阳消长和转化的统一,即量变和质变的统一。在疾病的发展过程中,阴阳转化常常表现为在一定条件下,表证与里证、寒证与热证、虚证与实证、阴证与阳证的互相转化等。如邪热壅肺的病人,表现为高热、面红、烦躁、脉数有力等,这是机体反应功能旺盛的表现,称之为阳证、热证、实证;但当疾病发展到严重阶段,由于热毒极重,大量耗伤人体正气,在持续高热、面赤、烦躁、脉数有力的情况下,可突然出现面色苍白、四肢厥冷、精神萎靡、脉微欲绝等一派阴寒危象。这是机体反应能力衰竭的表现,称之为阴证、寒证、虚证。这种病征的变化属于由阳转阴。又如咳喘患者,当出现咳嗽喘促、痰液稀白、口不渴、舌淡苔白、脉弦等脉症时,其证属寒(阴证)。常因重感外邪,寒邪外束,阳气闭郁而化热,反而出现咳喘息粗、咳痰黄稠、口渴、舌红苔黄、脉数之候,其证又属于热(阳证)。这种病征的变化,是由寒证转化为热证,即由阴转为阳。明确这些转化,不仅有助于认识病证演变的规律,而且对于确定相应的治疗原则有着极为重要的指导意义。

总之,阴阳是中国古代哲学的基本范畴之一,也是易学哲学体系中的最高哲学范畴。中国古代哲学中的一些重要概念、范畴和命题都是以阴阳这一范畴为基础而展开讨论和阐释的,把阴阳当成事物的性质及其变化的根本法则,将许多具体事物都赋予了阴阳的含义。事物的对立面就是阴阳。对立着的事物不是静止不动的,而是运动变化的。阴阳是在相互作用过程中而运动变化的。阴阳的相互作用称之为"阴阳交感",又名阴阳相推、阴阳相感。交感,交,互相接触;感,交感相应。互相感应,交感相应,谓之交感。阴阳交感表现为阴阳的对立、互根、消长和转化。

阴阳的对立、互根、消长、转化,是阴阳学说的基本内容。这些内容不是孤立的,而是互相联系、互相影响、互为因果的。了解了这些内容,进而理解中医学对阴阳学说的运用,就比较容易了。

(4)阴阳学说在中医学中的应用

阴阳学说贯穿于中医理论体系的各个方面,用来说明人体的组织结构、生理功能、病理变化,并指导临床诊断和治疗。

说明人体的组织结构:阴阳学说在阐释人体的组织结构时,认为人体是一个有机整体,是一个极为复杂的阴阳对立统一体,人体内部充满着阴阳对立统一现象。人的一切组织结构,既是有机联系的,又可以划分为相互对立的阴、阳两部分。所以说:"人生有形,不离·阴阳。"(《素问·宝命全形论》)

阴阳学说对人体的部位、脏腑、经络、形气等的阴阳属性,都做了具体划分。如:

就人体部位来说,人体的上半身为阳,下半身属阴;体表属阳,体内属阴;体表的背部属阳,腹部属阴;四肢外侧为阳,内侧为阴。

按脏腑功能特点分,心、肺、脾、肝、肾五脏为阴,胆、胃、大肠、小肠、膀胱三焦六腑为阳。五脏之中,心、肺为阳,肝、脾、肾为阴;心、肺之中,心为阳,肺为阴;肝、脾、肾之间,肝为阳,脾、肾为阴。而且每一脏之中又有阴阳之分,如心有心阴、心阳,肾有肾阴、肾阳,胃有胃阴、胃阳等。

在经络之中,也分为阴阳。经属阴,络属阳,而经之中有阴经与阳经,络之中又有阴络与阳络。就十二经脉而言,就有手三阳经与手三阴经之分、足三阳经与足三阴经之别。在血与气之间,血为阴,气为阳。在气之中,营气在内为阴,卫气在外为阳等等。

总之,人体上下、内外、表里、前后各组织结构之间,以及每一组织结构自身各部分之间的复杂关系,无不包含着阴阳的对立统一。

说明人体的生理功能:中医学应用阴阳学说分析人体健康和疾病的矛盾,提出了维持人体阴阳平衡的理论。阴阳匀平谓之平人。机体阴阳平衡标志着健康。健康包括机体内部以及机体与环境之间的阴阳平衡。人体的正常生命活动,是阴阳两个方面保持着对立统一的协调关系,使阴阳处于动态平衡状态的结果。

(5)阴阳学说在生理学的应用

说明物质与功能之间的关系:人体生理活动的基本规律可概括为阴精(物质)与阳气(功能)的矛盾运动。属阴的物质与属阳的功能之间的关系,就是这种对立统一关系的体现。营养物质(阴)是产生功能活动(阳)的物质基础,而功能活动又是营养物质所产生的机能表现。人体的生理活动(阳)是以物质(阴)为基础的,没有阴精就无以化生阳气,而生理活动的结果,又不断地化生阴精。没有物质(阴)不能产生功能(阳),没有功能也不能化生物质。这样,物质与功能,阴与阳共处于相互对立、依存、消长和转化的统一体中,维持着物质与功能、阴与阳的相对的动态平衡,保证了生命活动的正常进行。

说明生命活动的基本形式:气化活动是生命运动的内在形式,是生命存在的基本特征。升降出入是气化活动的基本形式。阳主升,阴主降。阴阳之中复有阴阳,所以阳虽主升,但阳中之阴则降;阴虽主降,但阴中之阳又上升。阳升阴降是阴阳固有的性质,阳降阴升则是阴阳交合运动的变化。人体阴精与阳气的矛盾运动过程,就是气化活动的过程。

阴阳的升降出入过程:死生之机,升降而已。气化正常,则升降出入正常,体现为正常的生命活动。否则,气化失常,则升降出人失常,体现为生命活动的异常。由于阴阳双方是对立统一的,所以两者之间的升与降、出与人也是相反相成的。这是从阴阳运动形式的角度,以阴阳升降出入的理论来说明人体的生理功能的。

不论是物质与功能的矛盾运动，还是生命活动的基本形式，都说明在正常生理情况下，阴与阳是相互对立又相互依存，处于一个有利于生命活动的相对平衡的协调状态的。如果阴阳不能相互为用而分离，阴精与阳气的矛盾运动消失，升降出入停止，人的生命活动也就终结了。

说明人体的病理变化：人体与外界环境的统一和机体内在环境的平衡协调，是人体赖以生存的基础。机体阴阳平衡是健康的标志，平衡的破坏意味着生病。疾病的发生，就是这种平衡协调遭到破坏的结果。阴阳的平衡协调关系一旦受到破坏而失去平衡，便会产生疾病。因此，阴阳失调是疾病发生的基础。

阴阳学说在病理学上的应用主要是：分析邪气和正气的阴阳属性：疾病的发生发展取决于两方面的因素：一是邪气。所谓邪气，就是各种致病因素的总称。二是正气。正气泛指人体的机能活动，常与邪气对称。邪气有阴邪（如寒邪、湿邪）和阳邪（如六淫中的风邪、火邪）之分。正气又有阴精和阳气之别。

分析病理变化的基本规律：疾病的发生发展过程就是邪正斗争的过程。邪正斗争导致阴阳失调，而出现各种各样的病理变化。无论外感病或内伤病，其病理变化的基本规律不外乎阴阳的偏盛或偏衰。

阴阳偏盛：即阴盛、阳盛，是属于阴阳任何一方高于正常水平的病变。

阳盛则热：阳盛是病理变化中阳邪亢盛而表现出来的热的病变。阳邪致病，如暑热之邪侵入人体可造成人体阳气偏盛，出现高热、汗出、口渴、面赤、脉数等表现，其性质属热，所以说"阳盛则热"。因为阳盛往往可导致阴液的损伤，如在高热、汗出、面亦、脉数的同时，必然出现阴液耗伤而口渴的现象，故曰"阳盛则阴病"。"阳盛则热"，是指因阳邪所致的疾病的性质；"阳盛则阴病"，是指阳盛必然损伤人体的正气（阴液）。

阴盛则寒：阴盛是病理变化中阴邪亢盛而表现出来的寒的病变。阴邪致病，如纳凉饮冷，可以造成机体阴气偏盛，出现腹痛、泄泻、形寒肢冷、舌淡苔白、脉沉等表现，其性质属寒，所以说"阴盛则寒。"阴盛往往可以导致阳气的损伤，如在腹痛、泄泻、舌淡苔白、脉沉的同时，必然出现阳气耗伤而形寒肢冷的现象，故曰"阴盛则阳病"。"阴盛则寒"，是指因阴邪所致疾病的性质；"阴盛则阳病"，是指阴盛必然损伤人体的正气（阳气）。

用阴阳消长的理论来分析，"阳盛则热"属于阳长阴消，"阴盛则寒"属于阴长阳消。其中，以"长"为主，"消"居其次。

阴阳偏衰：阴阳偏衰即阴虚、阳虚，是属于阴阳任何一方低于正常水平的病变。

阳虚则寒:阳虚是人体阳气虚损,根据阴阳动态平衡的原理,阴或阳任何一方的不足,必然导致另一方相对的偏盛。阳虚不能制约阴,则阴相对偏盛而出现寒象:如机体阳气虚弱,可出现面色苍白、畏寒肢冷、神疲蜷卧、自汗、脉微等表现;其性质亦属寒,所以称"阳虚则寒,"

阴虚则热:阴虚是人体的阴液不足。阴虚不能制约阳,则阳相对偏亢而出现热象。如久病耗阴或素体阴液亏损,可出现潮热、盗汗、五心烦热、口舌干燥、脉细数等表现,其性质亦属热,所以称"阴虚则热"。

用阴阳消长理论来分析,"阳虚则寒"属于阳消而阴相对长,阴虚则热属于阴消而阳相对长。其中,以消为主,因消而长,长居其次。

阴阳互损:根据阴阳互根的原理,机体的阴阳任何一方虚损到一定程度,必然导致另一方的不足。阳损及阴,阴损及阳:阳虚至一定程度时,因阳虚不能化生阴液,而同时出现阴虚的现象,称"阳损及阴"。同样,阴虚至一定程度时,因阴虚不能化生阳气,而同时出现阳虚的现象,称"阴损及阳";"阳损及阴"或"阴虚及阳"最终导致"阴阳两虚";阴阳两虚是阴阳的对立处在低于正常水平的平衡状态,是病理状态而不是生理状态。

临床上,为了区别阳盛则热、阴盛则寒和阳虚则寒、阴虚则热,把阳盛则热称作"实热",把阴虚则热称作"虚热",把阴盛则寒称作"实寒",把阳虚则寒称作"虚寒":至于阳损及阴、阴损及阳乃至阴阳两虚,均属虚寒虚热范畴;阳损及阴,以虚寒为主,虚热居次;阴损及阳,以虚热为主,虚寒居次;而阴阳两虚则是虚寒虚热并存,且暂时处于均势的状态。但是由于这种低水平的平衡是动态平衡,所以在疾病的发展过程中仍然会有主次。

阴阳转化:在疾病的发展过程中,阴阳偏盛偏衰的病理变化可以在一定的条件下各自向相反的方向转化。即阳证可以转化为阴证,阴证可以转化为阳证。阳损及阴和阴损及阳也是阴阳转化的体现。

在病理状态下,对立的邪正双方同处于疾病的统一体中进行剧烈的斗争,它们的力量对比是不断运动变化着的。邪正斗争,是疾病自我运动转化的内在原因,医疗护理是促使转化的外部条件,外因通过内因而起作用:由于阴中有阳,阳中有阴,所以阴证和阳证虽然是对立的,有显著差别的,但这种对立又互相渗透,阳证之中还存在着阴证的因素,阴证之中也存在着阳证的因素,所以阳证和阴证之间可以互相转化。

用于指导疾病的诊断:

中医诊断疾病的过程,包括诊察疾病和辨别证候两个方面。"察色按脉,先别阴阳。"(《素问·阴阳应象大论》)阴阳学说用于诊断学中,旨在分析通过四诊而收集来的临床资料和辨别证候。

阴阳是分析四诊资料之目:如色泽鲜明者属阳,晦暗者属阴;语声高亢洪亮者属阳,低微无力者属阴;呼吸有力、声高气粗者属阳,呼吸微弱、声低气怯者属阴;口渴喜冷者属阳,口渴喜热者属阴;脉之浮、数、洪、滑等属阳,沉、迟、细、涩等属阴。

阴阳是辨别证候的总纲:如八纲辨证中,表证、热证、实证属阳;里证、寒证、虚证属阴。在临床辨证中,只有分清阴阳,才能抓住疾病的本质,做到执简驭繁。所以辨别阴证、阳证是诊断的基本原则,在临床上具有重要的意义。在脏腑辨证中,脏腑气血阴阳失调可表现出许多复杂的症候,但不外阴阳两大类,如在虚证分类中,心有气虚、阳虚和血虚、阴虚之分,前者属阳虚范畴,后者属阴虚范畴。

总之,由于阴阳偏盛偏衰是疾病过程中病理变化的基本规律,所以疾病的病理变化虽然错综复杂,千变万化,但其基本性质可以概括为阴和阳两大类。

用于指导疾病的防治:

指导养生防病:中医学十分重视对疾病的预防,不仅用阴阳学说来阐发摄生学说的理论。而且摄生的具体方法也是以阴阳学说为依据的:阴阳学说认为:人体的阴阳变化与自然界四时阴阳变化协调一致,就可以延年益寿;因而主张顺应自然,春夏养阳,秋冬养阴,精神内守,饮食有节,起居有常,做到"法于阴阳,和于术数"(《素问,上古天真论》)。借以保持机体内部以及机体内外界环境之间的阴阳平衡,达到增进健康、预防疾病的目的。

用于疾病的治疗:由于疾病发生发展的根本原因是阴阳失调,因此,调整阴阳。补偏救弊,促使阴平阳秘,恢复阴阳相对平衡,是治疗疾病的基本原则。阴阳学说用以指导疾病的治疗,一是确定治疗原则,二是归纳药物的性能。

确定治疗原则:

阴阳偏盛的治疗原则:损其有余,实者泻之。阴阳偏盛,即阴或阳的过盛有余,为有余之证。由于阳盛则阴病,阳盛则热,阳热盛易于损伤阴液,阴盛则阳病,阴盛则寒,阴寒盛易于损伤阳气,故在调整阴阳的偏盛时,应注意有无相应的阴或阳偏衰的情况存在。若阴或阳偏盛而其相对的一方并没有构成虚损时,即可采用"损其有余"的原则。若其相对一方有偏衰时,则当兼顾其不足,配合以扶阳或益阴之法。阳盛则热属实热证,宜用寒凉药以制其阳,治热以寒,即"热者寒之"。阴盛则寒属寒实证,宜用温热药以制其阴,治寒以热,即"寒者热之"。因二者均为实证,所以称这种治疗原则为"损其有余",即"实者泻之"。

阴阳偏衰的治疗原则:补其不足,虚者补之。阴阳偏衰,即阴或阳的虚损不足,或为阴虚,或为阳虚。阴虚不能制阳而致阳亢者,属虚热证,治当滋阴以抑阳。一般不能用寒凉药直折其热,须用"壮水之主,以制阳光"(《素问·至真要大论》王冰注)的方法,补阴即所以制阳。"壮水之主,以制阳光"又称壮水制火或滋水制火,滋阴抑火,是治求其属的治法,即用滋阴降火之法,以抑制阳亢火盛。如肾阴不足,则虚火上炎,此非火之有余,乃水之不足,故当滋养肾水。《黄帝内经》称这种治疗原则为"阳病治阴"(《素问·阴阳应象大论》)。若阳虚不能制阴而造成阴盛者,属虚寒证,治当扶阳制阴。一般不宜用辛温发散药以散阴寒,须用"益火之源,以消阴翳"(《素问至真要大论》王冰注)的方法,又称益火消阴或扶阳退阴,亦是治求其属的治法,即用扶阳益火之法,以消退阴盛。如肾主命门,为先天真火所藏,肾阳虚衰则现阳微阴盛的寒证,此非寒之有余,乃真阳不足,故治当温补肾阳,消除阴寒,《黄帝内经》称这种治疗原则为"阴病治阳"(《素问·阴阳应象大论》)。

补阳配阴,补阴配阳:至于阳损及阴、阴损及阳、阴阳俱损的治疗原则,根据阴阳互根的原理,阳损及阴则治阳要顾阴,即在充分补阳的基础上补阴(补阳配阴);阴损及阳则应治阴要顾阳,即在充分补阴的基础上补阳(补阴配阳);阴阳俱损则应阴阳俱补,以纠正这种低水平的平衡。阴阳偏衰为虚证,所以称这种治疗原则为"补其不足"或"虚则补之"。

归纳药物的性能:

阴阳用于疾病的治疗,不仅用以确立治疗原则,而且也用来概括药物的性味功能,作为指导临床用药的依据;治疗疾病,不但要有正确的诊断和确切的治疗方法,同时还必须熟练地掌握药物的性能。根据治疗方法,选用适宜药物,才能收到良好的疗效。

中药的性能,是指药物具有四气、五味、升降浮沉的特性。四气(又称四性),有寒、热、温、凉。五味有酸、苦、甘、辛、咸。四气属阳,五味属阴。四气之中,温热属阳;寒、凉属阴。五味之中,辛味能散、能行,甘味能益气,故辛甘属阳,如桂枝、甘草等;酸味能收,苦味能泻下,故酸苦属阴,如大黄、芍药等;淡味能渗泄利尿(物质的浓淡对比而言,浓属阴,淡属阳)故属阳,如茯苓、通草;咸味药能润下,故属阴,如芒硝等。按药物的升降浮沉特性分,药物质轻,具有升浮作用的属阳,如桑叶、菊花等;药物质重,具有沉降作用的属阴,如龟板、赭石等。治疗疾病,就是根据病情的阴阳偏盛偏衰,确定治疗原则,再结合药物的阴阳属性和作用,选择相应的药物,从而达到"谨察阴阳所在而调之,以平为期"(《素问·至真要大论》)的治疗目的。

（6）五行学说

五行学说是中国古代的一种朴素的唯物主义哲学思想,属元素论的宇宙观,是一种朴素的普通系统论。五行学说认为:宇宙间的一切事物,都是由木、火、土、金、水五种物质元素所组成,自然界各种事物和现象的发展变化,都是这五种物质不断运动和相互作用的结果。天地万物的运动秩序都要受五行生克制化法则的统一支配。五行学说用木、火、土、金、水五种物质来说明世界万物的起源和多样性的统一。自然界的一切事物和现象都可按照木、火、土、金、水的性质和特点归纳为五个系统。五个系统乃至每个系统之中的事物和现象都存在一定的内在关系,从而形成了一种复杂的网络状态,即所谓"五行大系"。五行大系还寻求和规定人与自然的对应关系,统摄自然与人事。人在天中,天在人中,你中有我,我中有你,天人交相生胜。五行学说认为大千世界是一个"变动不居"的变化世界,宇宙是一个动态的宇宙。

五行学说是说明世界永恒运动的一种观念。一方面认为世界万物是由木、火、土、金、水五种基本物质所构成,对世界的本原做出了正确的回答;另一方面又认为任何事物都不是孤立的、静止的,而是在不断的相生、相克的运动之中维持着协调平衡。所以,五行学说不仅具有唯物观,而且含有丰富的辩证法思想,是中国古代用以认识宇宙,解释宇宙事物在发生发展过程中相互联系法则的一种学说。

中医学把五行学说应用于医学领域,以系统结构观点来观察人体,阐述人体局部与局部、局部与整体之间的有机联系,以及人体与外界环境的统一,加强了中医学整体观念的论证,使中医学所采用的整体系统方法进一步系统化,对中医学特有的理论体系的形成,起了巨大的推动作用,成为中医学理论体系的哲学基础之一和重要组成部分。随着中医学的发展,中医学的五行学说与哲学上的五行学说日趋分离,着重用五行互藏理论说明自然界多维、多层次无限可分的物质结构和属性,以及脏腑的相互关系,特别是人体五脏之中各兼五脏,即五脏互藏规律,揭示机体内部与外界环境的动态平衡的调节机制,阐明健康与疾病、疾病的诊断和防治的规律。

① 五行的基本概念:五行的哲学含义:五行是中国古代哲学的基本范畴之一,是中国上古原始的科学思想。"五",是木、火、土、金、水五种物质;"行",四通八达,流行和行用之谓,是行动、运动的古义,即运动变化,运行不息的意思。五行,是指木火土金水五种物质的运动变化。切不可将五行看作是静态的,而应看作是五种动态的相互作用。五行不仅是物质和运动,而且又不再是物质和运动,不即不离,亦即亦离,是五种物、五种性、五种能力,故称五德。五行学说和阴阳学说一样,从一开始就着眼于事物的矛盾作用,事物的运动和变化。《说文解字》:"五","五行也,从二,阴阳在天地之间

交舞也"。五行的"行"宇、五运的"运"字都是运行不息的意思。五行的概念,不是表示五种特殊的物质形态,而是代表五种功能属性,"是五种强大的力量不停地循环运动而不是消极无动性的基本(主要的)物质"(英·李约瑟《中国科学技术史》),是自然界客观事物内部阴阳运动变化过程中五种状态的抽象,属于抽象的概念,也是中国古代朴素唯物主义哲学的重要范畴。

五行的医学含义:中医学的五行,是中国古代哲学五行范畴与中医学相结合的产物,是中医学认识世界和生命运动的世界观和方法论。中医学对五行概念赋予了阴阳的含义,认为木、火、土、金、水乃至自然界的各种事物都是阴阳的矛盾运动所产生。阴阳的运动变化可以通过在天之风、热、温、燥、湿、寒六气和在地之木、火、土、金、水五行反映出来。中医学的五行不仅仅是指五类事物及其属性,更重要的是它包含了五类事物内部的阴阳矛盾运动。

中医学的五行概念,一是标示着物质世界,不论自然还是生命都是物质形态的多样性统一;二是标示着一种中国整体思想中的一种多元结构联系的思维形态.多元结构联系的整体思维是中国古代相关性思维的典型形态之——这种思维形态在中医学中获得了更典型、更充分的表达。中医学的五行概念,旨在说明人体结构的各个部分,以及人体与外界环境是一个有机整体,属医学科学中的哲学概念,与纯粹哲学概念不同。

五行与气:气与五行均为中国古代哲学对世界本原认识的哲学范畴。气范畴说明物质世界的统一性,而五行范畴则说明物质世界的物质形态的多样性。气与五行体现出中国古代哲学思想"一"和"多"的辩证统一,万物本原于一气,一气分五行,五行归于一气。

五行与阴阳:阴阳是宇宙的总规律,是气本身内在的矛盾要素:气有阴阳,一气分五行,故五行也含阴阳。五行的运动也必然受阴阳的制约。阴变阳合而生五行。五行中木火属阳,金水土属阴,而五行中每一行又各具阴阳。

五行的特性:五行的特性,是古人在长期生活和生产实践中,对木、火、土、金、水五种物质的朴素认识基础之上,进行抽象而逐渐形成的理论概念。五行的特性是:

"木日曲直":曲,屈也;直,伸也。曲直,即能曲能伸之义。木具有生长、能曲、能伸、升发的特性。木代表生发力量的性能,标示宇宙万物具有生生不已的功能。凡具有这类特性的事物或现象,都可归属于"木"。

"火日炎上":炎,热也;上,向上。火具有发热、温暖、向上的特性。火代表生发力量的升华,光辉而热力的性能。凡具有温热、升腾、茂盛性能的事物或现象,均可归属

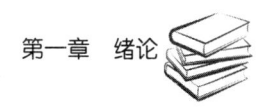

于"火"。

"土爰稼穑":春种曰稼,秋收曰穑,指农作物的播种和收获。土具有载物、生化的特性,故称土载四行,为万物之母。土具生生之义,为世界万物和人类生存之本,"四象五行皆藉土"。五行以土为贵。凡具有生化、承载、受纳性能的事物或现象,皆归属于"土"。

"金曰从革":从,顺从、服从;革,革除、改革、变革。金具有能柔能刚、变革、肃杀的特性。金代表固体的性能,凡物生长之后,必会达到凝固状态,用金以示其坚固性。引申为肃杀、潜能、收敛、清洁之意。凡具有这类性能的事物或现象,均可归属于"金"。

"水曰润下":润,湿润;下,向下。水代表冻结含藏之意,水具有滋润、就下、闭藏的特性。凡具有寒凉、滋润、就下、闭藏性能的事物或现象都可归属于"水"。

由此可以看出,医学上所说的五行,不是指木火土金水这五种具体物质本身,而是五种物质不同属性的抽象概括。

事物属性的五行分类:五行学说根据五行特性,与自然界的各种事物或现象相类比,运用归类和推演等方法,将其最终分成五大类。

类比:类比是根据两个或两类事物在某些属性或关系上的相似或相同而推出它们在其他方面也可能相同或相似的一种逻辑方法。类比也是一种推理方法。类比法,中医学称之为"援物比类"或"取象比类"。中医学五行学说运用类比方法,将事物的形象(指事物的性质、作用、形态)与五行属性相类比,物象具有与某行相类似的特性,便将其归属于某行。如方位配五行、五脏配五行等。方位配五行,旭日东升,与木之升发特性相类,故东方归属于木;南方炎热,与火之炎上特性相类,故南方归属于火。又如五脏配五行,脾主运化而类于土之化物,故脾归属于土,肺主肃降而类于金之肃杀,故肺归属于金,等等。

推衍:推衍是根据已知的某些事物的属性,推衍至其他相关事物,以得知这些事物的属性的推理方法。属中国古代的类推形式,包括平行式推衍和包含式推衍两种类型。

平行式推衍:与类比思维相比,实际上是发生了量的变化,并没有改变思维作水方向运动的性质。通常是某种法则或范本的延伸,这种法则、范本与新的推衍对象之间并不存在包含关系。以木行推衍为例,已知肝属于木,而肝合胆,主筋,开窍于目,故胆、筋、目眦属于木。其他如五志之怒、五声之呼、变动之握,以及五季之春、五方之东、五气之风、五化之生、五色之青、五味之酸、五时之平旦、五音之角等等,亦归于本。根

据木行的特性,在人体以肝为中心,推衍至胆、目、筋、怒、呼、握;在自然界以春为中心,推衍至东、风、生、青、酸、平旦、角等。肝与胆、目、筋、怒、呼、握,以及春与东、风、生、青、酸、平旦、角等之间并不存在包含关系,仅是在五脏之肝、五季之春的基础上发生了量的增加,其他四行均类此。

包含式推衍:包含式推衍又可分为抽象模型推衍和类命题推衍两种形式。五行学说按木、火、土、金、水五行之间生克制化规律,说明人体肝、心、脾、肺、肾五脏为中心的五脏系统,以及人体与自然环境各不同要素之间的统一性,便是五行结构模型推衍的具体应用。类命题推衍属中国古代的三段论推理。中国古代的三段论属"不完整不规范"的推理形式,尚不具备类型或范式的意义。在五行推衍中不若模型推衍应用广泛,故在此从略。

总之,五行学说以天人相应为指导思想,以五行为中心,以空间结构的五方、时间结构的五季、人体结构的五脏为基本框架,将自然界的各种事物和现象,以及人体的生理病理现象,按其属性进行归纳,即凡具有生发、柔和特性者统属于木;具有阳热、上炎特性者统属于火;具有长养、化育特性者统属于土;具有清静、收杀特性者统属于金;具有寒冷、滋润、就下、闭藏特性者统属于水。从而将人体的生命活动与自然界的事物和现象联系起来,形成了联系人体内外环境的五行结构系统,用以说明人体以及人与自然环境的统一性。

中国古代的科学方法具有勤于观察、善于推类、精于运数、重于应用和长于辩证的特点。推类,即善于用举一反三、引而伸之的推类方法去研究自然界的未知事物。在"仰观天象,俯察地理","近取诸身,远取诸物"的"观物取象"的基础上,"以类族辨物",并进一步"引而伸之,触类而长之",即触类旁通,由已知事物推广到其他未知的事物。五行学说的归类和推演的思维方法是:观物—取象—比类—运数(五行)—求道(规律),即应象以尽意。触类可为其象,合义可为其征,立象类比是手段,尽意求道是目的。这是一种以直接观察为基础的综合类比的思维方法。

类比思维是中国古代的重要思维形态,其基本特征是思维的横向性和联想性。所谓横向性是指思维是在个别或具体的事物与现象之间的水平运动,从个别走向个别,从具体走向具体,从事物与现象走向事物与现象。在横向思维中涉及的两端之间并无本质上的类属关系,仅是一种表象上的"类"似,与纵向思维沿着种属即从千般到个别的垂直方向进行不同。所谓联想性是指思维具有随意性,只要两个物象在某一点上具有相似性,思维就可以跨越巨大的种类界限和知识空间,在两个看似完全不着边际的物象之间建立联系,而不像推理必须在一个限定范围内循规蹈矩地进行。类比思维具有比较强烈的主观色彩,虽有想象力和创造力丰富的优点,但它缺少严格的客观准则的制约,易陷于主观无据的泥潭。它也必然具有类比的推理特点,即其结论是或然的,可靠性小、创造性大。因此,五行归类,或称五行大系,不仅要揭示自然界一切事物之间的关系,使上自碧落下迄黄泉,无可逃逸其间,而且又刻意地去寻求和规定自然与人事之间的联系,将大千世界网罗净尽,不免有牵强附会、机械类比之嫌。但五行大系的可贵之处在于:将宇宙万事万物各以类相从并相互作用,构成五个结构系统图式,组成一幅有序平衡、生机盎然的生存形态图,揭示了天人合一的宇宙之道。

　② 五行的调节机制:五行的正常调节机制:五行生克制化:五行的生克制化规律是五行结构系统在正常情况下的自动调节机制。

　相生规律:相生即递相资生、助长、促进之意。五行之间互相滋生和促进的关系称作五行相生。

　五行相生的次序是:木生火,火生土,土生金,金生水,水生木。

　在相生关系中,任何一行都有"生我"、"我生"两方面的关系,《难经》把它比喻为"母"与"子"的关系。"生我"者为母,"我生"者为"子"。所以五行相生关系又称"母子关系"。以火为例,生"我"者木,木能生火,则木为火之母;"我"生者土,火能生土,则土为火之子。余可类推。

　相克规律:相克即相互制约、克制、抑制之意。五行之间相互制约的关系称之为五行相克。

　五行相克的次序是:木克土,土克水,水克火,火克金,金克木,木克土。这种克制关系也是往复无穷的。木得金敛,则木不过散;水得火伏,则火不过炎;土得木疏,则土不过湿;金得火温,则金不过收;水得土渗,则水不过润。皆气化自然之妙用。

　在相克的关系中,任何一行都有"克我"、"我克"两方面的关系。《黄帝内经》称之为"所胜"与"所不胜"的关系。"克我"者为"所不胜"。"我克"者为"所胜"。所以,五行相克的关系,又叫"所胜"与"所不胜"的关系。以土为例,"克我"者木,则木为土之"所不胜"。"我克"者水,则水为土之"所胜"。余可类推。

　在上述生克关系中,任何一行皆有"生我"和"我生","克我"和"我克"四个方面的关系。以木为例,"生我"者水,"我生"者火;"克我"者金,"我克"者土。

　制化规律:五行中的制化关系,是五行生克关系的结合。相生与相克是不可分割的两个方面。没有生,就没有事物的发生和成长;没有克,就不能维持正常协调关系下的变化与发展。因此,必须生中有克(化中有制),克中有生(制中有化),相反相成,才能维持和促进事物相对平衡协调和发展变化。五行之间这种生中有制、制中有生、相

互生化、相互制约的生克关系,称之为制化。

其规律是:木克土,土生金,金克木;火克金,金生水,水克火;土克水,水生木,木克土;金克木,木生火,火克金;水克火,火生土,土克水。

以相生言之,木能生火,是"母来顾子"之意,但是木之本身又受水之所生,这种"生我""我生"的关系是平衡的。如果只有"我生"而无"生我",那么对木来说,会形成太过,宛如收入与支出不平衡一样。另一方面,水与火之间,又是相克的关系,所以相生之中,又寓有相克的关系,而不是绝对的相生,这样就保证了生克之间的动态平衡。

以相克言之,木能克土,金又能克木(我克、克我),而土与金之间,又是相生的关系,所以就形成了木克土、土生金、金又克木(子复母仇)。这说明五行相克不是绝对的,相克之中,必须寓有相生,才能维持平衡。换句话说,被克者本身有反制作用,所以当发生相克太过而产生贼害的时候,才能够保持正常的平衡协调关系。

生克制化规律是一切事物发展变化的正常现象,在人体则是正常的生理状态。在这种相反相成的生克制化关系中,还可以看出五行之间的协调平衡是相对的。因为相生相克的过程,也就是事物消长发展的过程。在此过程中,一定会出现太过和不及的情况。这种情况的出现,其本身就是再一次相生相克的调节。这样,又复出现再一次的协调平衡。这种在不平衡之中求得平衡,而平衡又立刻被新的不平衡所代替的循环运动,就不断地推动着事物的变化和发展。五行学说用这一理论来说明自然界气候的正常变迁和自然界的生态平衡,以及人体的生理活动。

五行的异常调节机制:五行子母相及和乘侮胜复:五行结构系统在异常情况下的自动调节机制为子母相及和乘侮胜复。

子母相及:及,影响所及之意。子母相及是指五行生克制化遭到破坏后所出现的不正常的相生现象。包括母及于子和子及于母两个方面。母及于子与相生次序一致,子及于母则与相生的次序相反。如木行,影响到火行,叫作母及于子;影响到水行,则叫作子及于母。

相乘相侮:相乘相侮,实际上是反常情况下的相克现象。

相乘规律:乘,即乘虚侵袭之意。相乘即相克太过,超过正常制约的程度,使事物之间失去了正常的协调关系。五行之间相乘的次序与相克同,但被克者更加虚弱。

相乘现象可分两个方面:其一,五行中任何一行本身不足(衰弱),使原来克它的一行乘虚侵袭(乘),而使它更加不足,即乘其虚而袭之:如以木克土为例:正常情况下,木克土,木为克者,土为被克者,由于它们之间相互制约而维持着相对平衡状态。

异常情况下,木仍然处于正常水平,但土本身不足(衰弱),因此,两者之间失去了原来的平衡状态,则木乘土之虚而克它。这样的相克,超过了正常的制约关系,使土更虚。其二,五行中任何一行本身过度亢盛,而原来受它克制的那一行仍处于正常水平,在这种情况下,虽然"被克"一方正常,但由于"克"的一方超过了正常水平,所以也同样会打破两者之间的正常制约关系,出现过度相克的现象。如仍以木克土为例:正常情况下,木能制约土,维持正常的相对平衡,若土本身仍然处于正常水平,但由于木过度亢进,从而使两者之间失去了原来的平衡状态,出现了木亢乘土的现象。

"相克"和"相乘"是有区别的,前者是正常情况下的制约关系,后者是正常制约关系遭到破坏的异常相克现象。在人体,前者为生理现象,而后者为病理表现。但是近人习惯将相克与反常的相乘混同,病理的木乘土,也称木克土。

相侮规律:侮,即欺侮,有恃强凌弱之意。相侮是指五行中的任何一行本身太过,使原来克它的一行,不仅不能去制约它,反而被它所克制,即反克,又称反侮。

相侮现象也表现为两个方面,如以木为例:其一,当木过度亢盛时,金原是克木的,但由于木过度亢盛,则金不仅不能去克木,反而被木所克制,使金受损,这叫木反侮金。其二,当木过度衰弱时,金原克木,木又克土,但由于木过度衰弱,则不仅金来乘木,而且土亦乘木之衰而反侮之。习惯上把土反侮木称之为"土壅木郁"。

相乘相侮均为破坏相对协调统一的异常表现。乘侮,都凭其太过而乘袭或欺侮。"乘"为相克之有余,而危害于被克者,也就是某一行对其"所胜"过度克制。"侮"为被克者有余,而反侮其克者,也就是某一行对其"所不胜"的反克。为了便于理解,我们将乘侮分别开来一一加以分析:实际上,相乘和相侮是休戚相关的,是一个问题的两个方面,现在,我们将两者统一起来分析之。如木有余而金不能对木加以克制,木便过度克制其所胜之土,这叫作"乘",同时,木还恃己之强反去克制其"所不胜"的金,这叫作"侮"。反之,木不足,则不仅金来乘木,而且其所胜之土又乘其虚而侮之。所以说:"气有余,则制己所胜而侮所不胜;其不及,则己所不胜侮而乘之,己所胜轻而侮之。"(《素问·五运行大论》)

胜复规律:胜复指胜气和复气的关系。五行学说把由于太过或不及引起的对"己所胜"的过度克制称之为"胜气",而这种胜气在五行系统内必然招致一种相反的力量(报复之气),将其压抑下去,这种能报复"胜气"之气,称为"复气",总称"胜复之气"。"有胜之气,其必来复也"(《素问·至真要大论》)。这是五行结构系统本身作为系统整体对于太过或不及的自行调节机制,旨在使之恢复正常制化调节状态。如木气太过,作为胜气则过度克土,而使土气偏衰,土衰不能制水,则水气偏胜而加剧克火,火气

受制而减弱克金之力,于是金气旺盛起来,把太过的木气克伐下去,使其恢复正常。反之,若木气不足,则将受到金的过度克制,同时又因木衰不能制土而引起土气偏亢,土气偏亢则加强抑水而水气偏衰,水衰无以制火而火偏亢,火偏亢则导致金偏衰而不能制木,从而使不及的木气复归于平,以维持其正常调节状态。故曰:"形有胜衰,谓五行之治,各有太过不及也。故其始也,有余而往,不足随之,不足而往,有余从之"(《素问·天元纪大论》)。

胜复的调节规律是:先有胜,后必有复,以报其胜。"胜气"重,"复气"也重;"胜气"轻,"复气"也轻。在五行具有相克关系的各行之间有多少太过,便会招致多少不及;有多少不及,又会招致多少太过。由于五行为单数,所以对于任何一行,有"胜气"必有"复气",而且数量上相等。故曰:"有重则复,无胜则否"(《素问·至真要大论》),"微者复微,甚则复甚"(《素问·五常政大论》)。这是五行运动的法则。通过胜复调节机制,使五行结构系统整体在局部出现较大不平衡的情况,进行自身调节,继续维持其整体的相对平衡。

总之,五行结构系统具有两种调节机制,一为正常情况下的生克制化调节机制,一为异常情况下的胜复调节机制。通过这两种调节机制,形成并保障了五行结构系统的动态平衡和循环运动。

③ 五行学说在中医学中的应用:五行学说在中医学领域中的应用,主要是运用五行的特性来分析和归纳人体的形体结构及其功能,以及外界环境各种要素的五行属性;运用五行的生克制化规律来阐述人体五脏系统之间的局部与局部、局部与整体,以及人与外界环境的相互关系;用五行乘侮胜复规律来说明疾病的发生发展的规律和自然界五运六气的变化规律,五行学说的应用,加强了中医学关于人体以及人与外界环境是一个统一整体的论证,使中医学所采用的整体系统方法更进一步系统化。

说明脏腑的生理功能及其相互关系:人体组织结构的分属:中医学在五行配五脏的基础上,又以类比的方法,根据脏腑组织的性能、特点,将人体的组织结构分属于五行,以五脏(肝、心、脾、肺、肾)为中心,以六腑(实际上是五腑:胃、小肠、大肠、膀胱、胆)为配合,支配五体(筋、脉、肉、皮毛、骨),开窍于五官(目、舌、口、鼻、耳),外荣于体表组织(爪、面、唇、毛、发)等,形成了以五脏为中心的脏腑组织的结构系统,从而为脏象学说奠定了理论基础。

说明脏腑的生理功能:五行学说,将人体的内脏分别归属于五行,以五行的特性来说明五脏的部分生理功能。如:木性可曲可直,条顺畅达,有生发的特性,故肝喜条达而恶抑郁,有疏泄的功能;火性温热,其性炎上,心属火,故心阳有温煦之功;土性敦厚,有生化万物的特性,脾属土,脾有消化水谷,运送精微,营养五脏、六腑、四肢百骸之功,为气血生化之源;金性清肃,收敛,肺属金,故肺具清肃之性,肺气有肃降之能;水性润下,有寒润、下行、闭藏的特性,肾属水,故肾主闭藏,有藏精、主水等功能。

说明脏腑之间的相互关系:中医五行学说对五脏五行的分属,不仅阐明了五脏的功能和特性,而且还运用五行生克制化的理论,来说明脏腑生理功能的内在联系。五脏之间既有相互滋生的关系,又有相互制约的关系。

用五行相生说明脏腑之间的联系:如木生火,即肝木济心火,肝藏血,心主血脉,肝藏血功能正常有助于心主血脉功能的正常发挥。火生土,即心火温脾土,心主血脉、主神志,脾主运化、主生血统血,心主血脉功能正常,血能营脾,脾才能发挥主运化、生血、统血的功能。土生金,即脾土助肺金,脾能益气,化生气血,转输精微以充肺,促进肺主气的功能,使之宣肃正常。金生水,即肺金养肾水,肺主清肃,肾主藏精,肺气肃降有助于肾藏精、纳气、主水之功。水生木,即肾水滋肝木,肾藏精,肝藏血,肾精可化肝血,以助肝功能的正常发挥。这种五脏相互滋生的关系,就是用五行相生理论来阐明的。

用五行相克说明五脏间的相互制约关系:如心属火,肾属水,水克火,即肾水能制约心火,如肾水上济于心,可以防止心火之亢烈。肺属金,心属火,火克金,即心火能制约肺金,如心火之阳热,可抑制肺气清肃之太过。肝属木,肺属金,金克木,即肺金能制约肝木,如肺气清肃太过,可抑制肝阳的上亢。脾属土,肝属木,木克土,即肝木能制约脾土。如肝气条达,可疏泄脾气之壅滞。肾属水,脾属土,土克水,即脾土能制约肾水,如脾土的运化,能防止肾水的泛滥。这种五脏之间的相互制约关系,就是用五行相克理论来说明的。

五脏中每一脏都具有生我、我生、克我、我克的关系。五脏之间的生克制化,说明每一脏在功能上有他脏的资助,不至于虚损,又能克制另外的脏器,使其不致过亢。本脏之气太盛,则有他脏之气制约;本脏之气虚损,则又可由他脏之气补之。如脾(土)之气,其虚,则有心(火)生之;其亢,则有肝木克之;肺(金)气不足,土可生之;肾(水)气过亢,土可克之。这种生克关系把五脏紧紧联系成一个整体,从而保证了人体内环境的对立统一。

就五行的相互关系而言,除五行之间的生克制化胜复外,尚有五行互藏。五行互藏又称"五行体杂","……既有杂,故一行当体,即有五义"(《五行大义·卷二》)。而明代张景岳则明确提出了五行互藏,"五行者,水火木金土也……第人皆知五之为五,而不知五者之中,五五二十五,而复有互藏之妙焉"(《类经图翼·五行统论》)。即五行的任何一行中,又复有五行。如木行中更具火土金水成分,余类推。中医学根据五

行互藏而形成了五脏互藏理论,即五脏的网络调节机制。

说明人体与内外环境的统一:事物属性的五行归类,除了将人体的脏腑组织结构分别归属于五行外,同时也将自然的有关事物和现象进行了归属。例如,人体的五脏、六腑、五体、五官等,与自然界的五方、五季、五味、五色等相应,这样就把人与自然环境统一起来。这种归类方法,不仅说明了人体内在脏腑的整体统一,而且也反映出人体与外界的协调统一。如春应东方,风气主令,故气候温和,气主生发,万物滋生。人体肝气与之相应,肝气旺于春。这样就将人体肝系统和自然春木之气统一起来。从而反映出人体内外环境统一的整体观念。

说明五脏病变的传变规律:

发病:五脏外应五时,所以六气发病的规律,一般是主时之脏受邪发病。由于五脏各以所主之时而受病,当其时者,必先受之。所以,春天的时候,肝先受邪;夏天的时候,心先受邪;长夏的时候,脾先受邪;秋天的时候,肺先受邪;冬天的时候,肾先受邪。

主时之脏受邪发病,这是一般的规律,但是也有所胜和所不胜之脏受病的。气候失常,时令未到而气先至,属太过之气;时令已到而气未至,属不及之气。太过之气的发病规律,不仅可以反侮其所不胜之脏,而且还要乘其所胜之脏;不及之气的发病规律,不仅所胜之脏妄行而反侮,即使是我生之脏,亦有受病的可能。这是根据五行所胜与所不胜的生克乘侮规律而推测的。这种发病规律的推测,虽然不能完全符合临床实践,但它说明了五脏疾病的发生,受着自然气候变化的影响。

传变:由于人体是一个有机整体,内脏之间又是相互滋生、相互制约的.因而在病理上必然相互影响。本脏之病可以传至他脏,他脏之病也可以传至本脏,这种病理上的相互影响称之为传变。从五行学说来说明五脏病变的传变,可以分为相生关系传变和相克关系传变。

相生关系传变:包括"母病及子"和"子病犯母"两个方面。

母病及子:又称"母虚累子"。母病及子系病邪从母脏传来,侵入属子之脏,即先有母脏的病变后有子脏的病变。如水不涵木,即肾阴虚不能滋养肝木,其临床表现在肾,则为肾阴不足,多见耳鸣、腰膝酸软、遗精等;在肝,则为肝之阴血不足,多见眩晕、消瘦、乏力、肢体麻木,或手足蠕动,甚则震颤抽掣等。阴虚生内热,故亦现低热、颧红、五心烦热等症状。肾属水,肝属木,水能生木。现水不生木,其病由肾及肝,由母传子。由于相生的关系,病情虽有发展,但互相滋生作用不绝,病情较轻。

子病犯母:又称"子盗母气"。子病犯母系病邪从子脏传来,侵入属母之脏,即先有子脏的病变,后有母脏的病变。如心火亢盛而致肝火炽盛,有升无降,最终导致心肝火旺。心火亢盛,则现心烦或狂躁谵语、口舌生疮、舌尖红赤疼痛等症状;肝火偏旺,则现烦躁易怒、头痛眩晕、面红目赤等症状。心属火,肝属木,木能生火。肝为母,心为子.其病由心及肝,由于传母,病情较重。

疾病按相生规律传变,有轻重之分,“母病及子”为顺,其病轻;“子病犯母”为逆,病重。

相克关系传变:包括“相乘”和“反侮”两个方面。

相乘:是相克太过为病,如木旺乘土,又称木横克土。木旺乘土,即肝木克伐脾胃,先有肝的病变,后有脾胃的病变。由于肝气横逆,疏泄太过,影响脾胃,导致消化机能紊乱,肝气横逆,则现眩晕头痛、烦躁易怒、胸闷胁痛等症状;及脾则表现为脘腹胀痛、厌食、大便溏泄或不调等脾虚之候;及胃则表现为纳呆、嗳气、吞酸、呕吐等胃失和降之证。由肝传脾称肝气犯脾,由肝传胃称肝气犯胃。木旺乘土,除了肝气横逆的病变外,往往是脾气虚弱和胃失和降的病变同时存在。肝属木,脾(胃)属土,木能克土,木气有余,相克太过,其病由肝传脾(胃)。病邪从相克方面传来,侵犯被克脏器。

相侮:又称反侮,是反克为害,如木火刑金,由于肝火偏旺,影响肺气清肃,临床表现既有胸胁疼痛、口苦、烦躁易怒、脉弦数等肝火过旺之证,又有咳嗽、咳痰,甚或痰中带血等肺失清肃之候:肝病在先,肺病在后。肝属木,肺属金,金能克木,今肝木太过,反侮肺金,其病由肝传肺。病邪从被克脏器传来,此属相侮规律传变,生理上既制约于我,病则其邪必微,其病较轻,故《难经》谓“从所胜来者为微邪”。

总之,五脏之间的病理影响及其传变规律,可以用五行生克乘侮规律来解释。如肝脏有病,可以传心称为母病及子;传肾,称为子病及母。这是按相生规律传变,其病轻浅,《难经》称为“顺传”。若肝病传脾,称为木乘上;传肺,称为木侮金。这是按乘侮规律传变,其病深重,《难经》称为“逆传”。

用于指导疾病的诊断:人体是一个有机整体,当内脏有病时,人体内脏功能活动及其相互关系的异常变化,可以反映到体表相应的组织器官,出现色泽、声音、形态、脉象等诸方面的异常变化。由于五脏与五色、五音、五味等都以五行分类归属形成了一定的联系,这种五脏系统的层次结构,为诊断和治疗奠定了理论基础。因此,在临床诊断疾病时,就可以综合望、闻、问、切四诊所得的材料,根据五行的所属及其生克乘侮的变化规律,来推断病情。

从本脏所主之色、味、脉来诊断本脏之病。如面见青色,喜食酸味,脉见弦象,可以诊断为肝病;面见赤色,口味苦,脉象洪,可以诊断为心火亢盛。

推断脏腑相兼病变:从他脏所主之色来推测五脏病的传变。脾虚的病人,面见青

色,为木来乘土;心脏病病人,面见黑色,为水来克火,等等。

推断病变的预后:从脉与色之间的生克关系来判断疾病的预后。如肝病色青见弦脉,为色脉相符,如果不得弦脉反见浮脉则属相胜之脉,即克色之脉(金克木)为逆;若得沉脉则属相生之脉,即生色之脉(水生木)为顺。

用于指导疾病的防治:五行学说在治疗上的应用,体现于药物、针灸、精神等疗法之中,主要表现在以下几个方面。

控制疾病传变:运用五行子母相及和乘侮规律,可以判断五脏疾病的发展趋势。一脏受病,可以波及其他四脏,如肝脏有病可以影响到心、肺、脾、肾等脏。他脏有病亦可传给本脏,如心、肺、脾、肾之病变,也可以影响到肝:因此,在治疗时,除对所病本脏进行处理外,还应考虑到其他有关脏腑的传变关系。根据五行的生克乘侮规律,来调整其太过与不及,控制其传变,使其恢复正常的功能活动。如肝气太过,木旺必克土,此时应先健脾胃以防其传变。脾胃不伤,则病不传,易于痊愈。这是用五行生克乘侮理论阐述疾病传变规律和确定预防性治疗措施。至于能否传变,则取决于脏腑的机能状态,即五脏虚则传,实则不传。

在临床工作中,我们既要掌握疾病在发展传变过程中的生克乘侮关系,借以根据这种规律及早控制传变和指导治疗,防患于未然,又要根据具体病情而辨证施治,切勿把它当作刻板的公式而机械地套用。

确定治则治法:五行学说不仅用以说明人体的生理活动和病理现象,综合四诊,推断病情,而且也可以确定治疗原则和制订治疗方法。

根据相生规律确定治疗原则:临床上运用相生规律来治疗疾病,多属母病及子,其次为子盗母气。其基本治疗原则是补母和泻子,所谓"虚者补其母,实者泻其子"(《难经·六十九难》)。

补母:补母即"虚则补其母",用于母子关系的虚证。如肾阴不足,不能滋养肝木,而致肝阴不足者,称为水不生木或水不涵木。其治疗,不直接治肝,而补肾之虚。因为肾为肝母,肾水生肝木,所以补肾水以生肝木。又如肺气虚弱发展到一定程度,可影响脾之健运而导致脾虚。脾土为母,肺金为子,脾土生肺金,所以可用补脾气以益肺气的方法治疗。针灸疗法,凡是虚证,可补其所属的母经或母穴,如肝虚证取用肾经合穴(水穴)阴谷,或本经合穴(水穴)曲泉来治疗。这些虚证,利用母子关系治疗,即所谓"虚则补其母"。相生不及,补母则能令子实。

泻子:泻子即"实者泻其子",用于母子关系的实证。如肝火炽盛,有升无降,出现肝实证时,肝木是母,心火是子,这种肝之实火的治疗,可采用泻心法,泻心火有助于泻肝火。针灸疗法,凡是实证,可泻其所属的子经或子穴。如肝实证可取心经荥穴(火穴)少府,或本经荥穴(火穴)行间治疗。这就是"实者泻其子"的意思。

临床上运用相生规律来治疗,除母病及子、子盗母气外,还有单纯子病,均可用母子关系加强相生力量。所以相生治法的运用,主要是掌握母子关系,它的原则是"虚则补其母","实则泻其子"。凡母虚累子,应先有母的症状;子盗母气,应先有子的症状;单纯子病,须有子虚久不复原的病史。这样,三者治法相似,处方则有主次之分。

根据相生关系确定的治疗方法,常用的有以下几种。

滋水涵木法:滋水涵木法是滋养肾阴以养肝阴的方法,又称滋养肝肾法、滋补肝肾法、乙癸同源法。适用于肾阴亏损而肝阴不足,甚者肝阳偏亢之证。表现为头目眩晕,眼干目涩,耳鸣颧红、口干、五心烦热,腰膝酸软,男子遗精,女子月经不调,舌红苔少,脉细弦数等。

益火补土法:益火补土法是温肾阳而补脾阳的一种方法,又称温肾健脾法、温补脾肾法,适用于肾阳式微而致脾阳不振之证。表现为畏寒,四肢不温,纳减腹胀,泄泻,浮肿等。

这里必须说明,就五行生克关系而言,心属火、脾属土。火不生土应当是心火不生脾土。但是,我们所说的"火不生土"多是指命门之火(肾阳)不能温煦脾土的脾肾阳虚之证,少指心火与脾阳的关系。

培土生金法:培土生金法是用补脾益气而补益肺气的方法,又称补养脾肺法,适用于脾胃虚弱,不能滋养肺脏而肺虚脾弱之候。该证表现为久咳不已,痰多清稀,或痰少而粘,食欲减退,大便溏薄,四肢乏力,舌淡脉弱等。

金水相生法:金水相生法是滋养肺肾阴虚的一种治疗方法,又称补肺滋肾法、滋养肺肾法。金水相生是肺肾同治的方法,有"金能生水,水能润金之妙"(《时病论·卷之四》)。适用于肺虚不能输布津液以滋肾,或肾阴不足,精气不能上滋于肺,而致肺肾阴虚者,表现为咳嗽气逆,干咳或咯血,音哑,骨蒸潮热,口干,盗汗,遗精,腰酸腿软,身体消瘦,舌红苔少,脉细数等。

根据相克规律确定治疗原则:临床上由于相克规律的异常而出现的病理变化,虽有相克太过、相克不及和反克之不同,但总的来说,可分强弱两个方面,即克者属强,表现为功能亢进,被克者属弱,表现为功能衰退。因而,在治疗上同时采取抑强扶弱的手段,并侧重在制其强盛,使弱者易于恢复。另一方面强盛而尚未发生相克现象,必要时也可利用这一规律,预先加强被克者的力量,以防止病情的发展。

抑强:用于相克太过。如肝气横逆,犯胃克脾,出现肝脾不调,肝胃不和之证,称为

木旺克土,用疏肝、平肝为主。或者木本克土,反为土克,称为反克,亦叫反侮。如脾胃壅滞,影响肝气条达,当以运脾和胃为主。抑制其强者,则被克者的功能自然易于恢复。

扶弱:用于相克不及。如肝虚郁滞,影响脾胃健运,称为木不疏土。治宜和肝为主,兼顾健脾,以加强双方的功能。

运用五行生克规律来治疗,必须分清主次或是治母为主,兼顾其子;治子为主,兼顾其母。或是抑强为主,扶弱为辅,扶弱为主,抑强为辅。但是又要从矛盾双方来考虑,不得顾此失彼。

根据相克规律确定的治疗方法,常用的有以下几种。

抑木扶土法:抑木扶土法是以疏肝健脾药治疗肝旺脾虚的方法。疏肝健脾法、平肝和胃法、调理肝脾法属此法范畴,适用于木旺克土之证,临床表现为胸闷胁胀,不思饮食,腹胀肠鸣,大便或秘或溏或脘痞腹痛,嗳气,矢气等。

培土制水法:培土制水法是用温运脾阳或温肾健脾药以治疗水湿停聚为病的方法,又称敦土利水法、温肾健脾法。适用于脾虚不运、水湿泛滥而致水肿胀满之候。

若肾阳虚衰,不能温煦脾阳,则肾不主水,脾不制水,水湿不化,常见于水肿证,这是水反克土。治当温肾为主,兼顾健脾。

所谓培土制水法,是用于脾肾阳虚,水湿不化所致的水肿胀满之证。如以脾虚为主,则重在温运脾阳;若以肾虚为主,则重在温阳利水,实际上是脾肾同治法。

佐金平木法:佐金平木法是清肃肺气以抑制肝木的一种治疗方法,又称泻肝清肺法。临床上多用于肝火偏盛,影响肺气清肃之证,又称"木火刑金"。表现为胁痛、口苦、咳嗽、痰中带血、急躁烦闷、脉弦数等。

泻南补北法:泻南补北法即泻心火滋肾水,又称泻火补水法、滋阴降火法。适用于肾阴不足、心火偏旺、水火不济、心肾不交之证。该证表现为腰膝酸痛、心烦失眠、遗精等。因心主火,火属南方;肾主水,水属北方,故称本法为泻南补北,这是水不制火时的治法。

但必须指出,肾为水火之脏,肾阴虚亦能使相火偏亢,出现梦遗、耳鸣、喉痛、咽干等,也称水不制火,这种属于一脏本身水火阴阳的偏盛偏衰,不能与五行生克的水不克火混为一谈。

指导脏腑用药:中药以色味为基础,以归经和性能为依据,按五行学说加以归类:如青色、酸味入肝;赤色、苦味入心;黄色、甘味入脾;白色、辛味入肺;黑色、咸味入肾。这种归类是脏腑选择用药的参考依据。

指导针灸取穴:在针灸疗法上,针灸医学将手足十二经四肢末端的穴位分属于五行,即井、荥、俞、经、合五种穴位属于木、火、土、金、水。临床根据不同的病情以五行生克乘侮规律进行选穴治疗。

指导情志疾病的治疗:精神疗法主要用于治疗情志疾病。情志生于五脏,五脏之间有着生克关系,所以;情志之间也存在这种关系。由于在生理上人的情志变化有着相互抑制的作用,在病理上和内脏有密切关系,故在临床上可以用情志的相互制约关系来达到治疗的目的。如"怒伤肝,悲胜怒……喜伤心,恐胜喜……思伤脾,怒胜思……忧伤肺,喜胜忧……恐伤肾,思胜恐"(《素问·阴阳应象大论》)。即所谓以情胜情。

由此可见,临床上依据五行生克规律进行治疗,确有其一定的实用价值。但是,并非所有的疾病都可用五行生克这一规律来治疗,不要机械地生搬硬套。换言之,在临床上既要正确地掌握五行生克的规律,又要根据具体病情进行辨证施治。

五行理论的基本意义是以自然界五种基本物质代表五种抽象的功能属性,借以反映事物之间相生相克现象及其规律。五行学说对针灸临床有着广泛的指导和重要作用。

三、针灸学的生命认识模式

针灸学是我国历代劳动人民及医学家在长期与疾病做斗争的过程中创造和发展起来的一门医学学科,对中华民族的繁衍昌盛做出了巨大的贡献。在一定的历史时期,针灸学对生命的认识往往形成某种模式,为当时所习用,并逐渐形成针灸学对生命的不同认识模式。针灸学对生命的认识伴随着人类社会的发展,不同的生命认识模式对应一定的历史时期,并从当时的针灸活动中得到反映。纵观针灸学的发展史,可以看出:迄今针灸学对生命的认识演化经历了层次不同的两种模式:古代模式、现代模式。

(一)古代模式

古代,针灸学对生命的认识演化有三种模式。

1. 原始模式

原始模式与人类社会发展的旧石器时代相对应。

在旧石器时代,古人一旦患病,往往本能地用手去抚摸和揉按,用尖石锤击或用微火灼烧身体疼痛的部位,经过长期的实践积累,逐步形成的砭石治病的方法,并凝练出了一套行之有效的操作方法。该时期可称针灸学对生命的认识为原始模式,其特征就

是治疗的实用性。

2. 基本模式

随着人类社会的不断发展,金属针出现,标志着针灸学的发展从原始模式逐步向基本模式转变。在春秋战国时期,以艾绒为燃料的创造,使得艾灸疗法传至当今。由此大约在战国时代,我国的针灸疗法已经日臻完善,针灸学已经由原始模式逐步过渡到基本模式。

在基本模式期,针灸学对人体生命的认识已经由原始模式期病痛点的总结过渡到对人体的腧穴、经络系统的全面认识。这一认识的源头首选来自于古人们对血管系统的种种生理病理现象观察,战国至秦汉时期内成书的《黄帝内经》、医学帛书、《难经》的成书,标志着针灸学基础理论的核心——经络学说已经比较完整。经络理论的确立,标志着针灸学对人体生命的认识开始进入了以经络为基础的"基本模式"。晋代皇甫谧撰写的《针灸甲乙经》系统论述了脏腑经络学说,是针灸学对生命认识"基本模式"确立的标志。

3. 高级模式

随着针灸临床的进一步发展,经络学说进一步完善,针灸学对生命的认识逐步由基本模式过渡到高级模式。这一时期的特点是进一步完善经络学说。

隋唐时期杨上善著有的《黄帝内经明堂类成》首创按经脉排列穴位。孙思邈以彩色绘制了《明堂三人图》的经络腧穴图,并最早提出了"阿是穴"。宋代的针灸学家王惟一把经络腧穴制造成两具铜人模型。元代医家滑寿著有《十四经发挥》,进一步总结了前人的发现,提出了督、任二脉归经。明代杨继洲撰编的《针灸大成》整合了历代有关经络学说的资料,提出的"百脉之皆归于头"等许多论点,对经络学说有了更进一步的深化。此书的问世标志着针灸学对生命的认识进入了"高级模式"。至此,针灸学在数千年的发展中,古代针灸学从理论到临床得到了全面的发展,形成了完整的体系。

(二)现代模式

近几十年来,在认真继承古代针灸学的基础上,应用现代科学先进的手段和方法进行针灸学术的各方面研究,从而开启了针灸对生命认知的新的模式,即现代模式。

1. 研究方法

现代科学具有既有高度分化,又有高度综合的特点。针灸现代化已经成为针灸领域的主要发展方向之一,将传统的针灸学的优势与现代先进的科学技术有效结合,是实现针灸现代化的重要方法,也是针灸医学对生命认识的重要手段。

针灸学是生命科学的分支科学之一,针灸学的研究不仅是针灸学的,更是生命科学研究的一个重要组成部分,所以适合生科学研究的理论、技术与方法,都同样适合针灸学研究。目前,针灸学作为生命科学的重要组成部分,在现代化的研究过程中,充分吸收、借鉴了生命科学领域的新思维、新理论、新技术,在针刺镇痛机制研究,经络、腧穴本质探讨方面取得了一系列的进展,针灸与神经、内分泌、免疫系统相关性研究成果也已为医学界所认同。

2. 研究内容

随着 21 世纪系统生物学的兴起,人们对针灸学中的经络实质、穴位功用及其特异性、针灸治疗疾病的机制等方面的认识将更加完善。针灸科研可通过系统生物学的技术支持而对经络、穴位实质更进一步的研究,为针灸作用机制的研究提供科学依据;为验证针灸临床效应提供科学的方法。系统生物学在针灸学研究中的应用主要包括如下几个方面:

① 针灸在靶器官及相关器官产生效应的构成成分及其相互关系研究。

② 针灸穴效、时效、量效关系的研究。

③ 针灸效应生物模式分析。

④ 基于针灸研究的科学发现。

经络学说的研究内容主要有:经络循行路线的客观检测和显示;同经络循行相关的物质基础;经络与脏腑相关的联系规律与途径;同经络感传相关的外周过程与中枢机制;经络的组织结构与非线性特征;古典经络文献的研究。腧穴学的研究主要有:人体腧穴的标准化及实验动物穴位标准化的研究,穴位特异性及经穴和脏腑相关的研究及穴位应用方面的研究。刺灸法的研究内容主要是在针具、方法、用穴、原理等方面。针灸治疗方面的研究主要在从针灸作用规律的研究、针灸取穴规律的研究、针灸处方的研究、针灸时间治疗学的研究、临床治疗病症的研究等几个方面探索。

3. 研究方向

现代针灸学与基因组学在第 18 届(1998 年)国际遗传学大会上的与会科学家达成共识,人类无论是器质性疾病还是功能性疾病,都可以从基因上去探究病因,寻找防治方法。在现代针灸学对生命认识的过程中,将系统生物学中基因组学引入,有助于全面、综合评价针灸疗效,更有助于体现针灸的整体、多系统调节优势。

科研工作者在研究基因的过程中,提出了诊治的个体化等新的治疗观念,这与中医学(针灸学)的辨证论治相一致。针灸学在整个发展过程中,都贯穿着辨证论治思想,在治疗方面的优势依然明显。基因组学与中医针灸学在思维方法上的趋近性,为

两者在研究思路和方法的相互渗透提供了可能性。因此,从基因表达水平物质基础研究方面阐明针灸的作用机制是 21 世纪针灸认知生命的重要方向之。

现代针灸学利用基因芯片技术从基因层面阐释针灸作用的整体性、综合性的特点,目前已经在针灸研究中广泛应用。目前该技术主要应用于针灸理论的研究、针灸效应的影响因素研究、针灸作用机制的研究三个方面。李忠仁教授认为"生命科学是 21 世纪的带头科学,将对中医针灸现代化及针灸治病原理,并揭示其奥秘产生重大影响"。

现代针灸学与生物信息学生物信息学是在人类基因组计划研究中面对巨大且具有高度复杂性的生物数据管理和分析需要而产生和发展起来的一门新型学科。以生物信息技术为桥梁的综合研究很可能是针灸现代化研究的突破口。近年来,强调整体思维模式的中医学正在逐渐受到世界医学界的重新认识和再次评价,高通量、大规模平行研究方法为研究中医药基本理论提供了新的思维和方法。以生物信息学的有关理论与方法作为桥梁,以信息、系统的观点切入针灸研究,有助于深入了解整体观、辨证论治、辨经论治为核心的针灸疗法。而充分运用基因组、蛋白质组、生物信息学等现代生物科技手段来分析针灸效应,以"国际通用的针灸语言"阐明针灸效应及作用原理对针灸现代化研究具有重要意义。

4. 研究展望

针灸研究吸收、借鉴现代生命科学的新成果,可使针灸疗法更加科学化,现代生命科学的发展为针灸现代化提供了千载难逢的良机。尽管我国在针灸学研究上取得了许多重要的成果,但由于方法学上存在着某些不够规范的地方,限制了医学科学界对它的进一步认同,对生命科学技术在针灸学研究中的应用进行深入探讨非常必要。

生命科学的发展从细胞形态分类到细胞生物、分子生物。从研究方法途径来说,解剖学、细胞学、分子生物学相互渗透结合在一起,针灸学应在细胞层次、分子层次、结构与功能关系层次、信号传递和效应层次、基因型与表现型层次上进行学科交叉,吸收最新观念、方法、技术。目前,基因技术的研究存在的资金投入多,成果难以预料,难度较大等困难,针灸学科研工作者与多学科、有经验的分子生物学科学家联合攻关、分工协作、成果共享,这样既可以多学科交叉渗透、更为活跃,也节约了宝贵的科研经费,容易使针灸在基因调控上有新的创新、突破。

四、针灸作用原理

针灸作用是针灸刺激在机体产生的生物反应,对这一生物反应的启动、过程、结果进行的研究称之为针灸作用原理研究。针灸作用原理研究是针灸学与现代科学观念与技术相结合的产物,其目标是明确针灸作用的生物现象和生物效应,研究针灸作用的生物过程,寻求针灸作用的规律及其代表的生物过程的响应规律与机制,使传统针灸学上升为科学针灸学,同时从针灸学出发发展生物学。

针灸作用原理研究在中国已经发展了半个多世纪,针刺麻醉原理研究在其发展过程中具有重要推动作用,也为其研究思路与方法的建立做出重要贡献。针灸作用原理研究不仅是一种研究,更是针灸学发展的观念、思路与方法的源泉。因此,系统整理我国近50年的针灸作用原理研究工作,总结针灸作用的基本规律与特征,对今后针灸学研究的发展具有重要的指导作用。

50年来,实验针灸研究工作者、临床针灸医师以及相关学科的研究者,应用现代科学技术和研究方法,对针灸治病、防病的疗效及其机理进行了系统的临床观察和实验研究,基本明确了针刺镇痛与针刺麻醉、针灸对免疫系统及机体各系统多方位、多环节、多靶点的调整作用及部分机制。针刺镇痛、针刺麻醉的基础和临床研究成果,丰富了疼痛领域的研究,已引起世界医学界的极大关注和重视。20世纪末,生命科学界"脑的十年"的实践研究,使针灸对中枢神经系统的功能调节作用的研究和对中枢神经系统疾病的治疗有了很大进展;针灸调节免疫功能的临床规律和机制研究,对针灸效应规律的总结具有先导性价值。针灸对各脏腑功能调整作用的规律和机理的研究,脏腑相关理论的阐明,也促进了针灸疗法对多种内脏疾病的治疗。大量的临床和实验研究证明,针灸对各系统的调整作用,在很大程度上是通过对"神经—内分泌—免疫"网络的调制而实现的。研究主要集中在针灸对神经、内分泌、免疫、呼吸、循环、血液、消化、泌尿生殖等系统的调节效应和作用原理。

(一)针灸的作用

1. 调和阴阳

在正常情况下,人体中阴阳两方面处于相对平衡状态,保持人体中各组织、器官、脏腑的正常生理功能。若人体的阴阳失去平衡,发生偏盛或偏衰,就会发生疾病,进而阴阳分离,人的生命也就停止了。既然阴阳失调是疾病发生发展的根本原因,因此调理阴阳,使失调的阴阳向着协调方面转化,恢复阴阳的相对平衡,是治疗的关键所在。

针灸的治疗作用首先在于调和阴阳,正如《灵枢·根结》篇说:"用针之要,在于知调阴与阳,调阴与阳,精气乃光,合形与气,使神内藏。"这就是说针灸治病的关键在于调节阴阳的偏胜与偏衰,使机体阴阳和调,保持精气充沛,形气相合,神气内存。针灸调和阴阳的作用,基本上是通过经络、腧穴配伍和针刺手法来实现的。如胃火炽盛引

起的牙痛,属阳热偏盛,治宜清泻胃火,取足阳明胃经穴内庭,针刺泻法,以清泻胃热。寒邪伤胃引起的胃痛,属阴邪偏盛,治宜温中散寒,取足阳明胃经穴足三里和胃之募穴中脘,针用泻法,并灸,以温散寒邪。肾阴不足,肝阳上亢引起的眩晕,属阴虚阳亢证。本着"阳病治阴,阴病治阳"的原则,治宜育阴潜阳,取足少阴经穴太溪,补之;取足厥阴肝经穴行间,泻之,以协调阴阳。此外,由于阴阳之间相互化生,相互影响,故治阴应顾及阳,治阳应顾及阴,所以又有"从阴引阳,从阳引阴"等方法。这些方法的核心仍是调和阴阳。现代大量的临床观察和实验研究也已经充分证明,针灸对各个器官组织的功能活动均有明显的调整作用,特别是在病理状态下,这种调节作用更为明显。一般说对于亢进的、兴奋的、痉挛状态的组织器官有抑制作用,而对于虚弱的、抑制的、弛缓的组织器官有兴奋作用。这种调节是良性的、双向性的。这就是针灸能治疗多种疾病的基本原因之一。如果将组织器官的病理失调与阴阳理论联系起来,均可用阴阳解释,所以说针灸调节了病理性失调,也就是调节阴阳的失调。

2. 扶正祛邪

疾病的发生,关系到人体正气和致病因素(邪气)两个方面。所谓正气,即是指人体的机能活动和其抗病能力。所谓邪气,是与正气相对而言,即泛指对人体有害的各种致病因素,如外感六淫、痰饮、瘀血和食积等。当人体的正气不足以抵御外邪,或病邪侵袭人体的力量超过了人体的正气时,即可发生疾病。

疾病的过程,就是邪正相争的过程,治疗疾病就是要扶助正气,祛除邪气,改变正邪双方的力量对比,使之有利于向痊愈方面转化。

针灸具有扶正祛邪作用,具体表现为补虚泻实。针灸的补虚泻实体现在三个方面,一是刺灸法,如艾灸多用于补虚,刺血多用于泻实。二是针刺手法,古今医家已总结出多种补泻手法。三是腧穴配伍,长期大量临床经验,不少腧穴其补泻作用各异,如膏肓、气海、关元、足三里、命门等穴,有补的作用,多在扶正时应用;而十宣、中极、水沟,有泻的作用,多在祛邪时应用。现代的临床实践和实验研究证明,针灸能够增强机体的免疫功能,抵抗各种致病因素的侵袭,而这种作用与中医的"扶正祛邪"相似。

3. 疏通经络

经络气血失调是疾病产生的重要病理变化,经络气血偏盛可引起有关脏腑、器官、循行部位的功能亢盛;而经络气血偏衰则可出现功能减退性疾病。经络气血逆乱,可致昏厥;经络气血运行阻滞,引起疼痛,不通则痛。针灸通过穴位的刺激,具有疏通经络、调理气血的作用,这也是其独特的作用。如阳明经气偏盛引起的身热、口渴,可取阳明经内庭、曲池泻热止渴;阳明经气偏衰引起的身寒,可取阳明经足三里、合谷温补之。再如足阳明胃经浊气上逆,引起呕吐,足阳明胃经清气不升引起的腹泻、腹胀等症,均可取足阳明胃经经穴足三里治之。以上均为通过疏理阳明经气,调理气血,而达到治疗疾病的目的。针灸止痛,更是通经络、疏闭阻的结果。

(二)针灸作用原理的基本规律和特征

经临床实践证明,针灸治疗有效的病种包括神经、内分泌、免疫、循环、消化、呼吸、泌尿、生殖、血液、感觉、运动等机体各个系统的疾病约 300 余种,并随着临床应用的扩展,针灸治疗的有效病证在不断增加。针灸的临床有效性正在被世界多国接受或成为医疗方法之一被推广应用。20 世纪 70 年代,以中国向全世界公布针刺麻醉的研究成就为契机,国际社会掀起一股渴望了解针灸和应用针灸治病的热潮。1996 年世界卫生组织(WHO)制定了针灸临床研究规范在全世界推广的战略。2002 年将 1979 年推荐的 43 种针灸治疗适应证更新为 4 类 107 种病证。

几十年来关于针灸对人体的效应反应,通过对百余种病证和部分正常人体的临床观察和实验验证,在肯定效应的基础上总结出了针灸作用的三个主要方而,即镇痛作用、免疫调节作用和对脏腑器官功能的调节作用,实质上三者都是调节功能的结果。调节作用是针灸最本质的作用,针灸是通过调节人体功能而治疗疾病的。尽管没有用药物,但针灸输穴可在体内出现类似药理学的过程,它是针灸调节功能作用,治疗疾病的生理学基础。针灸的作用从传统的角度一般归纳为扶正祛邪、疏通经络和协调阴阳,也可以说是通过前两者而起协调阴阳的作用。《灵枢·根结》:"用针之要,在于知调阴与阳。"这是从中医学角度对针灸调节作用的总结。

1. 针灸的调节作用具有整体性和双向性特点

(1)针灸调节作用的整体性特点

即刺灸输穴可在不同水平上同时对机体多个器官、系统正常或异常的功能产生影响。例如针刺麻醉下手术过程,针刺在产生镇痛效应的同时,还对有关系统的功能实施多方面的调节,因而术中生理干扰减少,血压、脉搏等可维持稳定,手术顺利施行,同时术后切口疼痛程度减轻,感染等并发症减少,术后恢复加快。

(2)针灸调节作用的双向性特点

即在刺灸相同输穴施用相同术式的条件下,可对向相反方向偏离的功能产生反向性的调节作用。例如给家兔注射去甲肾上腺素使心率减慢,针刺之后可使心率恢复原状;而对心脏功能正常者,针刺则不会对心脏机能活动产生明显影响。针刺内关穴,可使高血压者血压降低,在休克急救时可致血压上升,而对正常的血压影响不显著。针灸对健康人的胃运动不产生明显影响,而对胃机能异常的病人或在预先被药物改变了

胃机能状态的家兔,针灸可以引起较为明显的影响。在神经源性膀胱功能障碍患者,对紧张性膀胱针灸可使其张力降低,而对松弛性膀胱则使张力增高。又如针灸天枢穴可解除便秘又可治疗腹泻;针灸关元穴对经闭者通经,对崩漏者止血;针灸三阴交穴对遗尿者可止遗溺,对尿闭者可通小便等等,提示针灸调节作用的结局同机体虚实或当时所处的功能状态密切相关。

若同病变相关的几种功能同时各自向相反方向偏离,则针灸可同时对它们进行反向调节。例如糖尿病性膀胱病变导致的尿潴留和压力性尿失禁,均出现平膀胱逼尿肌与尿道括约肌之间协调功能失常,前者由于高血糖引起支配膀胱逼尿肌的副交感神经受损,导致膀胱逼尿肌收缩乏力,尿道括约肌功能相对亢进;后者则相反,系各种原因导致盆底肌肉松弛,尿道括约肌收缩功能减弱,膀胱逼尿肌功能相对亢进。针灸治疗一般能较有效地纠正膀胱逼尿肌同尿道括约肌间协调功能的失调,使收缩无力者得到增强,同时使亢进者受到抑制,从而使排尿机能的异常在不同程度上受到纠正。这是针灸调节功能的又一生动体现,可以认为它是双向调节的另一种表现形式。

作为非药物疗法的针灸,治病既可产生疗效,又不引起毒副反应,除操作不当性伤害外,一般不对机体造成损害;既可纠正异常的功能状态,又不会干扰正常的生理机能,这已是公认的临床现象。针灸作用大多不是直接针对致病因子、病变组织,主要是通过调节体内失衡的功能而实现的。有人把这种调节作用—治疗疾病的方式,形象的归纳为"致中和""安内攘外",这同通过调整宿主免疫功能而不是通过杀灭病原体以治疗疾病的免疫调节剂的作用原理十分类似。

总之,针灸作用一般均是对机体有利的,是一种良性的调节作用。在药害日益肆虐的今天,针灸的这一特点格外受到国内外医学界的重视。

针灸作用的整体性和双向性调节作用的揭示,是学者们对针灸作用认识的深化。实际上,这两个方面是针灸输穴后同时发生的一个过程,它们之间是面与点的关系。整体性反映针灸对正常与异常的功能均可产生影响,不过对正常的功能的影响仅限于生理值范围之内。而双向性作用则体现为对异常的功能这一"点"进行调节,其调节作用的程度也视所刺灸输穴的特异性而定,即输穴对相关的脏腑五官机能活动所具有的某种特殊影响,可影响双向调节性作用,同时也影响整体性调节作用的表现,因为输穴作用特异性是相对的,刺灸一个输穴往往对多个脏腑五官产生影响。当然,除了输穴作用特异性之外,针灸术式、施术时机等多种因素均对针灸调节作用的结果有影响,我们只有研究针灸调节作用的特征与相关的影响因素,才能较全面、客观地认识针灸作用的规律。

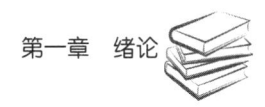

2. 针灸的调节作用具有多环节和多靶向特点

目前一般认为,针灸信息可从外周传至中枢神经,影响不同类型神经元活动,经过中枢的整合,一方而通过中枢下行通路引起自主神经系统释放乙酰胆碱等递质及脑啡肽等物质,通过免疫器官或淋巴细胞表而相关受体产生调节作用;另一方而又调控内分泌系统的功能,使垂体释放诸如促肾上腺皮质激素(ACTH)、生长激素等,调节免疫功能。而淋巴细胞等又可释放具有免疫活性的多肽物质影响外周神经,进而影响中枢递质神经元与内分泌系统的活动,实现反馈性调控,形成神经—内分泌—免疫调节网络,共同维持机体的自稳态。

下丘脑是机体神经—内分泌—免疫系统联系的枢纽,有中枢整合作用。神经肽是由神经纤维产生、储存和释放的调节因子,是神经—内分泌—免疫网络系统重要的共同介质之一,也是免疫调节的关键因素之一。

针灸治疗的信息,通过外周的传入进入中枢神经系统进行整合,并由神经内分泌系统传出信息,作用于机体的靶器官、靶细胞。针灸可引起免疫细胞产生免疫活性物质,一方面能调节免疫系统本身的功能。另一方面也可作用于交感—肾上腺素能神经系统,引起外周及中枢去甲肾上腺素水平的变化,下丘脑室旁核中含有肾上腺素皮质激素的释放因子神经元,其纤维调节交感、副交感神经。中枢 NA 的变化可影响其抗炎与免疫的作用。这样免疫与交感—肾上腺素能神经系统就形成一条长反馈环路。另外在免疫状态下,直接支配胸腺、脾脏等免疫器官的交感神经活性发生改变,可以诱发 c-fos 在外周作用于免疫细胞,调节免疫功能,构成短反馈通路。

下丘脑—垂体—肾上腺轴(HPA)不仅为神经内分泌系统的功能轴,也是与免疫系统最密切的一个功能轴。因此从 HPA 轴着手,研究神经　内分泌　免疫调节网络机制是目前的热点。研究发现,下丘脑—垂体—肾上腺轴对免疫系统的调节是通过其分泌糖皮质激素来实现的。一方面,糖皮质激素与免疫细胞上广泛存在的糖皮质激素受体结合,抑制免疫细胞炎性细胞因子的分泌;另一方面,减少淋巴细胞、巨噬细胞等的黏附、移行及局部浸润,达到免疫抑制作用。

针灸对免疫系统影响的报道已经相当多,而与神经—内分泌—免疫网络紧密相关的主要反映在对细胞因子的影响方面。针灸对细胞因子调节可继发引起神经—内分泌系统的反应,进而调节机体的免疫功能,如此形成调节环路。

神经—内分泌—免疫三大系统除了各自具有的独特功能外,还具有共同的基本功能,即对内外环境信息的感受和传递,三者之间紧密联系,相互作用,构成机体内多维立体调控网,对于在整体水平上维持机体的正常生理功能和健康具有极其重要的意

义。针灸通过对共用介质的调节来调控这个网络的平衡。

总之,针灸作用的特征是调节作用,包括整体性调节和双向性调节两方面。针灸作用的基本规律是通过调控神经—内分泌—免疫网络途径实现其效应,具有多环节和多靶向特点。

(三)针灸作用原理研究的优势

针灸作用是指针灸刺激对机体生理、病理过程的影响以及这种影响在体内的反应。针灸疗法不同于药物疗法,它不是直接针对病原,也不是直接作用于催病的器官、组织,而是通过针或灸,应用一定手法刺激体表的特定部位,调动机体本身固有的调节功能,达到治病的口的。

长期以来,生命科学研究一直以还原论和线性思维为指导,取得了显著的成绩,但是并没有完全揭示出生命的奥秘。随着人类基因组计划的完成和延伸,人们越来越认识到生命现象的复杂性和系统性。而对复杂的生命科学,寻求一系列系统的研究策略是当前生物医学需要解决的关键问题之一。基于针灸作用特点的针灸研究的优势在于整体调节的多环节作用不同于西医的单靶点作用,针灸的作用更符合疾病发生的复杂性特征。因此,针灸作用原理研究的上述特征和作用规律,意味着针灸作用原理研究的多方面优势。

1. 为现代生命科学提供研究思路

针灸经络理论是构成中医学整体观念的理论基石,它体现的人体生命现象是一种活体生命的整体表现,这对认识人体生命科学的思路有其极为重要的现实意义。

近代生理学经历了四个世纪,对生命现象的研究,达到了微观的细胞和分子水平,但仍然不能回答整个机体是如何为了适应环境,维持稳态而调控其生理功能的问题,换言之,微观分析不能从整体上解释生命现象。于是一些老一代生理学家近几年多次撰文指出,生理学是微观与宏观的统一,宏观方向的发展应当继承和发扬祖国传统医学的整体观念。尽管这种继承和发扬不是对中医学宏观研究的简单重复,但为应用新设计理念和新技术方法探索生命科学新领域—整合生理学提供了恰当的研究思路。不仅生理学如此,病理学也随着多器官衰竭病理的研究逐步走上从整体上考察病理现象的发展方向,随之而来的就是在整体观念指导下的临床治疗学的发展。应当指出整体观念是一种思路而不是方法,现代生命科学整体观念的体现不同于中医学对整体观念的描述。生命科学的研究是宏观—微观—再宏观—再微观的螺旋上升式循环,中医学的整体观念正是在这种阶段上升性的复归中体现着它的生命科学价值。

针灸效应的整体性虽然与现代医学以针对性治疗为主的特点明显不同,但正是这种整体性调节作用与生命活动是整体的综合的基本生命活动规律相吻合，并符合由整合生理学、多器官病理学将引出的"整合治疗学"的医学治疗发展方向。

2. 丰富了生命科学内涵

针灸学是生命科学的分支学科之一，针灸效应是一种生命活动现象。针灸治疗作用的整体性调节特征符合生命科学的复杂性和系统性特征。因此针灸作用原理研究不仅是针灸学的，更是符合当代生命科学特征的重要研究工具，具备生命科学系统性、干涉性、高通量性等基本特征。

由于针刺麻醉的成功，针灸刺激的介入，使中国痛生理研究在起步晚的劣势下很快步入世界先进行列，这是针灸作为一种有效手段在生命科学研究中成功应用的范例之一。针灸在免疫学中的应用发现了淋巴细胞转化抑制因子，在循环、消化、临床生理学中的应用也促进了相应学科的发展，应用针灸刺激研究生命科学前沿学科的分子生物学也时有报道。因此说针灸是生命科学的研究手段之一已不是一种预言。

目前从整合生理学角度研究生命现象的困难在于缺乏新的技术手段，生理学者正在为此而努力探索。作者认为针灸学不仅为整合生理学提供新的思路，也能为之提供有效的技术手段。选取适当穴位（或部位），施以针灸刺激，同时观察多个组织器官（系统）的功能变化、机理及其相互关系，不失为整合生理学的研究方法之一。由此推而广之，针灸手段不仅用于生命科学的分析性研究之中，在探讨生命现象的整体性研究方法之时，针灸依然是有效的手段之一，这是由针灸作用的整体性调节性质决定的。

在中医学理论中，经络是机体在生理和病理情况下脏腑组织相互联系沟通的途径，是构建中医学整体观念的支柱条件之一。用生命科学的语言来表达就是，人体的各组织器官之间的相互联系需要通过的作用途径，这种途径可根据机体状态的不同而有所差异，这种联系途径构成生命活动相关组织器官的协调与统一。因此，"经络"是各种生命活动联系途径的集合的描述语言，是生命活动现象的一种概念或模式。"输穴"是产生一定生物反应的特定刺激部位，刺激特定部位可产生一定生物反应是生命现象的一种表达形式。

针灸学在正常人体功能活动研究方面的任务意味着针灸学在人体异常功能变化方面的研究目的。目前在人们所认识的内科疾病中，至少有40%疾病的发病机理尚未完全阐明，严重妨碍治疗学的发展。而针灸对300余种疾病具有一定程度的治疗作用，以其治疗作用为基础，探讨其作用机制，再逆向研究疾病的发生机理，提出新的治疗措施，自然又是针灸学的任务之一。这里的针灸作用机理研究不是指沿用现在已知的知识来观察针灸对这些已知知识指征的改变，而是依据针灸对某一未知病理或已知

病理的特有作用,探索某些新知识或原认为与之无关的已知知识在上述病理过程中的作用与机理。如嗜酸粒细胞在过敏性哮喘发病中的作用是一个被重新认识的病理现象,而目前治疗哮喘的药物中除皮质类固醇类对之有作用外,其他平喘药对嗜酸粒细胞均无明显作用。但针灸却能明显降低患者外周血中的嗜酸粒细胞数目,我们的研究没有证明针灸治疗后嗜酸粒细胞的降低与患者血浆皮质醇变化间有统计上的关系,因此进一步研究有可能认识针灸作用于嗜酸粒细胞的其他机制,从而为在过敏性哮喘中针对嗜酸粒细胞的治疗提供新的线索和依据。再如局部化脓性感染时,常见红、肿、热、痛或伴全身症状,但化脓灸后的整个化脓期间并不见肿、热、痛或全身症状,仅见部分灸疮周围小范围的短时泛红、发痒。对其脓液细菌培养结果与其他感染性化脓的菌种无明显差别,这一特有的现象是否预示着应当对炎症补充认识有待研究。因此新观念下的针灸作用机理研究实际上是应用针灸研究疾病病理与发病机理任务的具体体现。

历史上我国痛觉生理研究虽起步晚,但起点高、进步快,无论是研究队伍还是研究水平(包括广度与深度),都在国际舞台上占有一席之地。这一发展与针刺镇痛的研究密切相关。在我国循环生理、消化生理、临床生理学的发展中针刺也在其中具有一定的促进作用。如今在国家攀登计划"脑功能及其细胞和分子基础研究"中同样应用针刺作为外周刺激方法参与项目研究。这些例子说明,针灸作为一种生理性刺激所诱发的生理反应(且称针灸生理)为经典生理学提供了一种新的有效研究手段,同时也应认识到针灸生理的独特方面。其一,针灸生理以活体的整体反应为基础,符合生理学由单器官离体分析性研究向整体的在体综合性研究的发展趋势。其二,针灸以其非伤害性刺激作用于生命体所诱发的某些生理现象,可能是以往的经典生理学研究方法所不能诱导出来的新的生理现象。其三,针灸学以经络学说为基础,强调人体是以经络为联系,以脏腑为中心的有机整体,这一思想是中医天人相应观念在阐释人体生命现象中的具体体现,为生理学研究提供了唯有中国人能深刻理解的思维观念。用这一思维观念指导生理学研究已得到许多生理学家的重视,认为生理学是微观与宏观的统一体,应当在整体的高度上认识与理解生命的协调机理及其微观复杂多变的功能。针灸的刺激方式正好为这种整体性研究提供了比较恰当的研究手段。

3. 针灸作用机理研究是最有望取得原始创新突破的传统学科领域

针灸学是中医药学的分支学科之一,中医药学成为我国最有望取得原始创新突破、对世界科技和医学发展产生重大影响的学科。针灸作用机理研究的特色和上述优势将使之成为推动中医药学创新发展的首要发动机。

针灸效应是一种生命活动现象。因此针灸学不仅是中医学的分支学科之一,更是生命科学的分支学科之一。针灸学研究不仅是针灸学的,更是生命科学研究的一个重要组成部分,所有适合生命科学研究的理论、技术与方法,都同样适合针灸学研究。同样,针灸学研究一方而丰富了生命科学的内容,也为生命科学提供一种有效的研究手段。因此在继承和发掘传统针灸学的基础上,利用多学科交叉的理论与技术优势研究针灸学,必将为解决当代生命科学重大疑难问题做出突破性贡献。

21 世纪是生命科学的世纪,生命科学关注的范围越来越广,涉及的问题越来越复杂,采用的技术越来越先进。这一切使得科学界兴起了数学、物理学、化学、工程学、计算机科学等非生物学科与生命科学相互交叉的潮流。学科交叉使人们对生命科学的认识更加深入广泛,为生命科学带来了前所未有的发展机遇,中医针灸学也不例外。随着 2001 年人类基因组计划工作框架图的绘就,生物医学研究全面进入后基因组时代(post-genome era),研究重心从揭示生命全部遗传信息转移到从整体水平研究生物体的功能上。这种转向的第一个标志是产生了功能基因组学(functional genomics)——从基因组整体水平上对基因的活动规律进行阐述;第二个标志则是兴起了蛋白质组学(proteomics)一阐明生物体全部蛋白质的表达模式、作用网络及其与功能的关系。并由此导致了不同层面的组学、生物信息学、系统生物学以及生命科学复杂性研究的蓬勃发展,这种生命科学整体水平和总联系的研究,正符合针灸效应的整体调节特征。

将针灸学研究纳入生命科学大背景中进行审视,不仅符合针灸学的科学本质,而且将发挥针灸学的特点和优势,并基于针灸学与生命科学的互动发展,最有望取得具有原始创新的成果,对世界科技、医学和生命科学发展产生重大影响。

第二节 针灸发展现状

针灸学是中医学的重要组成部分,已不但疗法独特,而且疗效显著。早在 2000 多年前,中国便诞生了一部关于针灸经络理论的医学巨著《灵枢》,在不断地实践过程中发现针灸是一种操作简便、费用低、专病疗效显著的方法,为中国老百姓解决了很多疾苦。现在,中国针灸被美、法、德等世界上 100 多个国家立法和应用,同时拟定了 300 多种针灸起主要或辅助作用的疾病谱。

一、国内针灸的发展研究

(一)针灸问题研究

在针灸学科上,存在的问题集中表现在,针灸科被看作附属科室,大部分医院无针灸病房,无法形成学科的规模和环境。在目前三级甲等中医医院里,针灸科病床大多20多张,超过40张病床的医院寥寥无几,有些曾经在全国针灸学科处于优势的学院已出现严重的滑坡。

在针灸临床上,通过研究评价为传统经验和理论提供新的科学依据很必要,但当务之急应是评价针灸临床疗效之研究,而且不能仅用现代医学的方法来评价,更何况有些传统中医的病证用现有的检测手段尚不能检测。如《中医病症诊断疗效标准》中所列的非器质性因素导致的不寐、郁病、癫病、狂病、阳痿、遗精、心悸、自汗、盗汗、便秘、中暑、月经先后无定期、月经过少、闭经、经行身痛、经行泄泻、经行口糜、妊娠恶阻、产后大便难、产后缺乳、阴挺、狐惑等用针灸治疗有良好疗效的疾病。

(二)针灸发展策略研究

针对针灸发展存在的问题,应该采取以下对策:抓住针灸国际化发展机遇,以疑难病为重点,开展规范化、标准化的科研,进一步提高临床疗效,并通过加大投入和人才培养等措施加强针灸学的学科建设。

而且,为了振兴我国针灸临床事业,我们还要注重两个方面:其一是我们针灸临床从业人员要全方位的提高自己的素质,尤其是在治疗上要有专长,有特色,充分发挥自己在某个病种上的治疗优势吸引患者;其二,要善于与其他科的医生加强沟通与联络,共同进行研究和治疗,取他人之长弥补自身的不足,这样才有助于针灸学术的发展。

(三)针灸临床病谱研究

根据针灸临床的实际情况,针灸临床病谱可划分为四级。

一级病谱可以独立采用针灸治疗并可获得治愈或临床治愈的疾病,如周围性面瘫、疮病等。

二级病谱可以针灸治疗为主,对其主要症状和体征能产生较好治疗作用的疾病,如脑血管病、高血脂、高血压、高血糖、高脂血症等。

三级病谱针灸治疗对于疾病本质缺乏确切的实质性意义,而只能对其所派生的部分症状起到缓解的疾病,如胆石症、消化性溃疡、萎缩性胃炎、急性阑尾炎等。

四级病谱针灸疗效不确切或其治疗已有明确的高效手段,很少再用针灸治疗的疾

病,如各种癌症、肺结核、淋病、疟疾等。

(四)临床针灸住院和会诊疾病的研究

根据有关资料,统计分析针灸科病种与疗效、治疗方法、病源等关系,结果显示共收治病种 104 种,病源辖区内占 79.97%,辖区外占 20.03%,临床治愈率为 49.57%,总有效率为 96.62%。证明针灸科收治病种广,但病源较局限;神经精神、循环及运动系统疾病是主要病种,而与脑有关的疾病又是重中之重;治疗有效率高,但治愈率有待提高。

探讨针灸作为传统医学的一种治疗方法在现代综合医疗单位中的作用和地位。方法是对请求针灸会诊治疗的 1156 例住院患者病种、疗效进行分析。结论显示作为传统医学的针灸,因其低廉的消耗、治疗病种的广泛、明确的治疗效果,特别针对某些病症治疗手段的唯一性成为综合医院疾病治疗方法的重要组成部分。

二、国外针灸的发展研究

针灸传到国外已有上千年的历史,随着社会的不断发展,针灸在维护人类健康和防病治病方面的重要性越来越受到国际社会的普遍关注和重视。

当时,世界范围内的"针灸热"方兴未艾,针灸学已成为世界医学中的一门重要学科。目前,全世界已有 140 多个国家和地区开展针灸医疗,从事针灸的人数 20 万~30 万人,有些国家和地区还开展针灸教育与针灸研究工作,且呈现出由低层次向高层次发展的趋势。世界各国对针灸临床疗效的认可,促使越来越多的人认识和接受针灸医疗,21 世纪,必将迎来第二次世界性针灸热潮,也必将推动和促进针灸医学的提高和发展。

(一)针灸在德国的发展研究

早在 16 世纪,针灸就已被介绍到德国。20 世纪 70 年代以来,针灸在德国得到了空前的发展,先后成立了 30 多个针灸学会,其中影响较大的有:德国医生针灸协会(DAE GfA)和德国 Duesseldorf 针灸协会等。近年来,已有 10% 的医生使用针灸疗法治病,德国国家医疗保险公司和私人保险公司正逐渐增加对针灸治疗的支持,各种医疗科研机构也在不同程度上对针灸临床研究和作用机理研究给予经费上的支持。针灸在德国的发展日趋规范化。

(二)针灸在荷兰的发展研究

早在 17 世纪中叶针灸被荷兰医生带入本土,20 世纪 70~80 年代,受世界性"中医热"影响,荷兰也兴起"针灸热",中医针灸自此开始发展。近 10 年荷兰针灸发展相对

较快,同时也面临一些问题。荷兰实行全民医疗保险,但针灸治疗不在其内。此外,就诊者大多西医药效不佳且希望速效,又因无法坚持而影响疗效。为解决这些问题,荷兰针灸界通过各种针灸协会的交涉和呼吁,已陆续有保险公司同意支付针灸治疗费用。此外,为提高荷兰中医针灸师的技术水平及临床疗效,荷兰正加紧与我国合作,培养更多高级中医人才。

（三）针灸在美国的发展研究

据文献记载,17世纪中国针灸传入欧洲后,欧洲医师在临床上应用针灸治疗疾病,取得良好疗效,并出版了一些有关著作。随后中国的针灸通过欧洲传入美国。1820年后,美国医学杂志开始选载欧洲应用针灸的经验和学术报告记录,引起了美国医学界的兴趣。1825年美国著名化学家、医生 Franklin Bathe 用法文翻译出版了 Morand 的《针刺术研究报告》一书,并在临床上试用于治疗。然而针灸在19世纪对美国医学界并无多少影响。随着1848年美国淘金热、铁路热及采矿热的兴起,大批华人涌入美国。不久之后,在旧金山及纽约等地开始有针灸医师行医,但由于东西文化迥异,针灸很难得到一般国民的认可,在美一直未取得合法地位,针灸技术处于一种封闭状态。

1971年夏,《纽约时报》著名记者赖斯顿(Reston,James Baxret)访问了北京,不幸错过了21世纪最大的新闻还患上了急性阑尾炎。但是他因祸得福,于北京“反帝医院”(现协和医院)接受了手术和针灸治疗。住院期间,他在病榻上写了篇报道,在《纽约时报》头版刊登,从而在美国引起了针灸热。

1972年春,美国总统尼克松访华团抵京,在诸多社会主义建设伟大成果中,客人指明要看针刺麻醉。美国代表团目睹了中国医生在无影灯下为病人开胸切肺却根本不用麻药,而这一切都被记者们通过卫星向全世界传播,将美国和西方针灸热推向高潮。

1973年秋,拉斯维加斯的一位半退休律师偶然发现针灸对美国是个好东西,便全力推动中医合法化提案。法案意外引起中医和西医在美国的首次“龙蛇大战”,香港针灸师陆易公现场示范针灸治疗各种顽疾让民众和立法议员深信针灸的疗效,美国第一中医法在内达华州通过。

20世纪70年代初,美国针灸教育的主要形式还是师带徒式的学徒式教育,直到1975年美国第一所针灸学校——新英格兰针灸学校建立,标志着美国针灸教育学校教育的开始。

现今美国社会竞争激烈,加上快节奏的生活方式,人们整天处于紧张的情绪之中,常常出现例如头痛、失眠、焦虑、烦躁等包括身心疾病在内的多种疾病与症状,长期服用西药治疗不但见效甚微,且引起依赖性与副作用,复发率也很高。针灸的出现则给他们带来了新的希望,在"回归自然"口号的影响下,人们放弃了化学合成的药物转而求助于针灸这个自然疗法。

1999 年,TIA(美国传统针灸学院)公布了一项大规模的关于针灸医疗的调查结果。这项名为"病人自己的话"的调查由 TIA 发起,历时 4 年,范围涉及 5 个州的 6 个针灸诊所,被调查人数为 575 人,该调查结果显示:91.5%的人在针灸治疗后症状消失或改善;84.0%的人认为在接受针灸治疗后更少看西医;79.0%的人认为他们更少使用处方药物;在那些被推荐外科手术的人群之中,有 70.0%的人认为他们因为接受针灸疗法而避免了手术。所有参加此次调查活动的参与者均认为针灸使他们感觉更好,身体机能活动更正常,他们对针灸治疗、消费价格以及各自的针灸医师都非常满意。

2005 年美国医院协会对全美 1400 家医院进行的调查发现,有 27%的医院提供补充与替代医疗(CAM)服务,而这些医院中 68%在市区。在这些医院最常用的 6 项补充与替代医学治疗方法分别为:针灸、推拿治疗、音乐艺术疗法、治疗性接触、意向引导、放松训练。其中针灸所占的比例为 12%,可见针灸在全美的市区医院中占有不小的比例。

在美国的近几十年临床中,慢性前列腺炎与前列腺癌是男性很常见的疾病,采用以活血、调肝补肾为治疗法则的针灸治疗,能够取得较好的疗效。美国的一家中医针灸研究所,就曾对 66 例经过西医院确诊的前列腺癌患者进行临床观察,全部患者的针灸治疗均以活血、调肝、补肾为治疗原则。在临床治疗慢性前列腺癌的实践过程中,他们观察发现:

针灸治疗对患者机体的泌尿生殖系统具有明确的调节作用。

针灸治疗能增强患者机体的免疫力,增加人体网状内皮系统的吞噬功能,还可以促进局部的血液循环,从而使前列腺管中淤积的分泌物排出。

针灸治疗可以促进局部血液循环以及癌肿的吸收。

针灸治疗可以抑制和改善人体前列腺增生的病变,达到临床治疗的目的。

在临床上,针灸疗法对于疼痛疾病、顽固性咳嗽、支气管哮喘、脑卒中后遗症、失眠、帕金森氏病之类的神经系统紊乱、各种肿瘤疾病经西医治疗后的后遗症等一些目前在西医治疗领域无效或者效果较差的病症确有疗效,针灸疗法能解决其病痛,因而在美国很多患者都求诊于针灸诊所或治疗后再介绍朋友前来医治。

此外,针灸戒毒在针灸临床上也比较流行。美国国立针灸戒毒协会由 MichaelO.

Smith 创立于 1985 年。其宗旨是促进应用耳针治疗成瘾者。25 年前,Smith 在纽约 Bronx 南部毒品泛滥的穷人区的林肯医院的戒毒项目中,试用针灸治疗海洛因成瘾者。因为针灸在缓解戒断症状中非常有效,诊所马上停用了西药 Methadone,还发现用针灸治疗,患者乐于坚持治疗,而且服用毒品次数明显减少。患者们报告用针后自我感觉良好,而且吸毒欲望明显减少。针灸,可提供一个非药物而引发的腧快感。病人认识到这不可能来自外部,因为针尖上无药。药物(指毒品)依赖的改善必须来自内部。让病人自己相信其内部的力量能治愈疾病,久而久之,才能建立足以保持长期清醒的自信心。Smith 确信,针灸是一种能提供和病人建立关系的非语言工具。许多成瘾者的交流能力已经很差,他们对其他人甚至对他们自己都失去了信任。针灸给了他们安全、无压力的支持性环境,而且为接受进一步治疗做好准备。

1977 年 12 月,美国国家卫生研究所首次肯定了针灸疗法,而且在 1995 年 5 月美国联邦政府人类健康服务部所属的食品与药品管理局(FDA),将针灸列为医疗器械,解除了对针灸的限制。1997 年 11 月,美 ICI 医学权威机构 NIH 举行了 1000 余人参加的针灸听证会,肯定了针灸对某些病症的疗效,这是针灸史上最重要事件之一,进一步促进了针灸在美国的发展。近 30 年来越来越多的美国人寻求针灸治疗,针灸已受到了美国政府的关注,美国正在进行的医疗保健制度改革,其多元化和减少医疗费支出的发展方向,为针灸提供了较好的发展机会。

近年来,随着美国针灸的迅速发展,针灸的科研也受到了广泛的关注。NIH 于 1992 年成立的 AOM(替代医学办公厅)对包括针灸在内的替代医学每年拨款 1000 万美元(逐年增加)的研究经费,其中包括了不少针灸项目。美国哈佛、耶鲁等一些知名大学也承担针灸方面的科研,并取得了一些可喜的研究成果。

美国政府投入经费用于资助非正规传统医学方面的科研工作其数目从 1993 年的 30 个增加到 2000 年的 123 个,经费投入也由 1993 年的 88 万美元增加到 2000 年的 3624 余万美元,其中与针灸相关的研究项目共有 59 项,占有较大比例,其中 51 项为针灸临床研究,8 项为针灸实验研究。针灸实验研究又分为针刺原理方面的研究和针刺镇痛原理方面的研究。这些针灸项目所涉及的针灸方法有很多种,其中明确显示治疗方法的经统计有电针疗法 11 项、艾灸疗法 7 项、耳针疗法、激光针刺疗法及学位按压各 1 项。全部针灸疗法研究项目共涉及 20 种疾病,其中涉及最多的是有关针灸治疗各种疼痛疾病的临床研究,其次分别为针灸疗法治疗抑郁症和针灸治疗药物滥用的研究。

通过对美国针灸临床文献的研究所得,肌肉、骨骼组织系统和结缔组织系统、泌尿

生殖系统、神经系统、精神和行为障碍、消化系统、呼吸系统及损伤中毒和外因的某些后遗症成为美国针灸疗法疾病谱的主要范围。

针灸属于"补充与替代医学"（Complementary and Alternative Medicine，CAM）范畴。国立卫生研究院的补充替代医学中心是其学术上的权威，控制全部的科研经费（除私人机构外）。

随着中医药事业在美国的不断深入发展，中美两国中医药学术方面的交流与合作也在不断地加强。除了互派学者进修讲学，参观考察之外，还联合举办了一些国际性的中医药学术会议。仅1993年的一年中，在美国举办较大型的中医、针灸方面的学术会议就有10多次。参加中国举办的国际性针灸学习培训班的参会人数在美国占首位。中美两国在美国旧金山和洛杉矶两地还合办有中国医药研究院从事学术方面交流。虽然，这些交流活动以民间的私人、团体为主体，缺少两国政府间直接的联系，但就目前学术交流开展情况看，这些活动对于中医药在美国的进一步发展，已经起到了积极的促进作用。

（四）针灸在瑞士的发展研究

早在1969年，瑞士就诞生了"瑞士针灸及中医协会"。近年瑞士针灸虽发展较快，但与德、法等国相比起步要慢要晚。瑞士民众虽普遍对针灸感兴趣，但中医疗法和中医理论在瑞士并不普及，还存在着相当多的问题。因此，针灸要在瑞士扎根、普及尚需要一个漫长的过程。中医针灸、中药的开发若能与瑞士得天独厚的科学研究机构以及享誉天下的制药行业相结合，必将让中医药事业发扬光大，为人类的健康长寿贡献力量。

（五）针灸在埃及的发展研究

针灸在埃及传播应用已有30多年历史，从民间交流到政府合作，使针灸在埃及不断得到发展。中埃两国针灸合作前景广阔，现今埃及病人普遍愿意接受针灸治疗。埃及目前尚未建立正规针灸教育体系，其学习针灸途径不一。针灸临床开诊从业形式多样，临床水平参差不齐，普遍有待提高。政府目前尚未有正式中医针灸法规出台，业内人士对于针灸立法管理呼声很高，行业管理势在必行。

（六）针灸在丹麦的发展研究

丹麦针灸医生受独联体针灸流派的影响，较倾向于巴甫洛夫的针刺反射疗法。1981年丹麦高级法院裁定针灸是一种外科手术。在丹麦，针灸虽然没有得到国家医疗机构法律上的确认，但在民间针灸已慢慢进入了百姓家庭。据丹麦医师讲，尽管丹

麦政府对针灸医疗没有制定什么倡导开展或限制使用的有关政策,但随着"针灸热"的慢慢渗透,国家医疗机构已对针灸在丹麦的正常开展予以承认。此外,近年来一批又一批的针灸医师相继来到中国深造、学习,无形中为针灸医术在丹麦的发展打下了良好的基础,相信不远的将来,针灸必定会为丹麦人民的健康发挥重要的作用。

三、世界针灸与中国针灸

(一)中西方研究目的差异

针刺在西方的广泛应用是从 20 世纪 70 年代才刚刚开始,所以西方学者往往带着谨慎甚至怀疑的态度去研究。其研究目的是为了确定"针刺是否有效"(其假说是"针刺可能无效"),因而其实验对照组往往设为安慰治疗组(假针刺组)。

然而对中国学者来说,针刺方法已经被应用了数千年,因而研究目的往往是为了证明针刺的高效性,其前提是"针刺是有效的",所以其试验对照组往往设为常规治疗组。

由于试验目的不同,导致对待试验结果的处理不同。在西方,显示针刺有效(阳性)和不显示其有效(阴性)的试验结果都有报道,研究者会对那些阴性的试验结果进行分析,以找出原因,为合理设计后续试验提供经验,最终使得越来越多的报道显示出针刺的有效性。

而国内学者做试验的前提是"针刺是有效的",有阴性结果的试验就不会被报道。由于那些失败的经验不能被分享,在某种程度上阻碍了针刺研究的发展。

(二)科研方法的差异

由于研究目的不同,在科研设计上就显示出不同。如果以安慰治疗(假针刺)组做对照,就要采用盲法,即病人不知道自己被分到哪个组。科研研究强调随机分组使得两组病人的入组条件相似并有可比性。而各课题组成员亦有明确分工,成员之间互不知情,以避免影响研究结果判断。

如在西方临床试验中有专职临床研究协调者负责病人招募和资料收集,但不参与治疗;而治疗者往往是有经验的针灸治疗师,只负责提供治疗,不参与资料收集。因为科研方法严谨,避免了人为误差及偏倚。

反观国内的科研,往往是比较两种不同疗法的差异,因而难以执行患者盲法;同时课题组成员分工不明确,如负责针刺的治疗师往往又是病例收集者及评估者,难免偏倚。再者,临床试验往往是由研究生完成,相对经验不足,而且研究时间往往仓促,以致实验执行粗糙,过程有欠严谨。

（三）中国针刺研究的优势

最近几年西方针刺研究逐步深入,特别是对针刺治疗疼痛症(如颈痛、腰痛、头痛、肩痛、关节痛)已经有明确证据。2012年9月,美国纽约斯隆·凯瑟琳医院的安德鲁·维克斯博士发表了对29个大型、大样本(约1.8万患者)的针刺临床实验的综合分析,结果显示针刺疗效显著优于安慰性针刺,且优于西医常规治疗。

但是,在做这种研究的同时,严谨的科学方法是不能或缺的。如上述严格随机分组、人员分工、临床研究人员水平的提高,都是保证科研方法严谨性的基本因素。从而真正使循证医学的方法在针刺科研领域中得以应用。

（四）应开展针灸"疗效比较研究"

尽管中医学强调"整体观"并根据患者的个体化诊断和辨证论治来治疗,但至今为止,许多中医的临床研究却集中于单一疗法的特异性效应。许多临床试验通过严格筛选和标准治疗方案尽量排除了偏倚,从而提供了重要临床疗效信息。然而,这些结果只显示了部分有限的针灸效应,忽略了针灸更广泛的常规治疗效果。

目前在主流医学界开展的"疗效比较研究" CCER,通过综合比较研究两种或者多种医疗手段疗效,获取判断哪一种治疗相对较好的临床研究证据;并以此帮助患者、医生、支付者以及政策制定者选择最合适的治疗方案(包括针灸)。

这一证据比RCT(一种对医疗卫生服务中某种疗法或药物效果进行检测的手段)的结论更适用于实际医疗方案的决策。只是目前结合医学的疗效比较数据还很少,可喜的是针灸研究已经提供了很多疗效比较研究的证据。

未来我们应该关注的:一是中西医结合复杂干预的有效性和成本效益;二是改进评估方法和复杂干预的结果;三是个性化诊治的临床疗效评价;四是了解对于患者个体什么是最有效的;五是理解病人喜好对疗效的影响。

总之,在补充和结合医学临床研究中,专家和科研工作者往往片面地追求研究规范而没有充分考虑到最终服务对象(即患者的需求)。因此,以往大多数的临床研究都集中在评价治疗措施的疗效,而缺乏关于其临床实际应用效果的研究数据。而重视CER将会大力推动临床循证医学的发展,并为医疗卫生政策的制定提供支持。

（五）单病例Meta分析提供力证

Hugh MacPherson博士,创办了总部设在英国约克的针灸北方学院,开设了英国大学中首个通过批准的针灸学位课程,成立了中医学研究基金会,随后加入约克大学健康科学系并担任高级研究员。

尽管针灸广泛用于治疗慢性痛,但对于疗效是否源于安慰效应仍有很多争议。许多针灸治疗慢性痛的系统评价,由于纳入的临床试验数据局限、质量参差不齐,因此很难得出可靠的结论。

为了解决这一问题,通过针刺研究协作组的联合攻关,开展针灸治疗慢性痛的单病例高质量 meta 分析,并解决以下问题:一是针刺效果与假针刺(安慰剂)比较。二是针刺效果与标准治疗、常规治疗、候补治疗等效果比较。

目前选择的疾病包括针灸治疗颈腰背痛、骨关节炎、肩痛、头痛(偏头痛)等多种痛症,共 29 个试验,18 个试验有针刺和非针刺的对照,纳入病例 14597 例;20 个有针刺和假针刺的对照,纳入例病 5230 例。单病例 meta 分析确定了针刺治疗效果的大小与针刺和标准治疗的可信区间。

由于这一研究包括的病例数量大,同时又采用了单个病例准确的数据进行了 meta 分析,其结果为针刺组疗效优于假针刺组提供了强有力的证据,为解决针刺与安慰效应的争议问题发挥了重要作用。

更重要的是,这一结果为不同种类的假对照设置,如刺入和非刺入、不同程度的标准对照等的选择提供了方法。还表明在对照研究中对照方法的选择对于针刺疗效大小有至关重要的影响。所以提醒我们在针灸临床设计中,应该首先明确针刺效应和假针刺效应的区别,明确针刺效应和其他标准治疗的不同。

(六)巴西公共保健保险纳入针灸

Ari More,巴西圣卡塔琳娜联邦大学公共卫生部的内科医师,针灸医师及研究员,巴西圣卡塔琳娜联邦大学附属医院针灸住院医师项目助理辅导员,巴西转化中医/针灸研究组的成员。

在过去 20 年中,世界各国针灸相关的论文数量不断增加并且发表在高水平的杂志上。在 1991—2011 年间,巴西针灸的研究论文数在世界排名第 12 位。

针灸在巴西的公共卫生和私人保健体系中担当着重要角色,20% 的初级卫生保健中心提供结合医学的服务;目前有针灸诊所 481 个,住院医师项目中有 10 个针灸医生的项目,大约 500 名针灸医师,还有超过 1 万人的针灸师。

随着针灸临床与基础研究的发展,巴西人在医疗保健活动中接受了针灸。在 20 世纪 80 年代,巴西把针灸纳入公共保健保险系统,1995 年将针灸列为一种医学专业,2003 年将针灸列为住院医师培训项目(住院医师培训包括中医培训和生物医学培训以及医学实践,其中中医培训包括了传统中国针刺、西方针刺、灸法、阴阳理论、中医症候等),2006 年将针灸列入国家政策等。

巴西的基金管理者在发现医疗保健系统中过度医疗和医疗费用过快增长这一主要问题后,积极研究通过针灸来帮助解决这些问题。在巴西有调查表明,患者的医生懂得补充医学可以使患者降低费用而延长寿命,因此在巴西有 20% 的初级医疗机构提供结合医学疗法,包括针灸和其他疗法。由于在诊疗过程中加入了非线性思维和整体观,避免了线性思维与还原论的影响,降低了医源性的干预与医疗费用,使病人受益、患者的满意度增加。

美国等西方国家的医学科学界对针灸始终保持着谨慎的关注态度,并坚持用现代科学方法验证针灸。目前,西方大量的研究报告虽然证实了针灸对许多常见疾病的疗效,但同时也揭示了一些令人困惑的现象,还提出了不少传统中医针灸界不曾遇到的新问题。

一是针刺疗效是否只是安慰效果;二是为什么针刺非穴位点同样可以产生疗效;三是针灸到底有哪些临床适应证;四是寻找代表个体差异及针刺敏感性的生物指标和临床意义。

对此针灸界需要用科学的研究方法和严格的临床试验来回答,因为相关的假说一旦被科学数据所证实,就会被纳入现代针灸理论,用以指导临床实践,促进针灸的发展。

用随机对照临床试验证明中国"硬针灸"同西方"软针灸"治疗某些疾病临床疗效的区别。如果试验证明,硬针灸(中国传统针灸:针较长粗,重视穴位和针感,患者不需入静)和软针灸(西方现流行的针法:针较短细,针管进针,重视无痛和取穴方便,患者入静)确有差异,很可能两种针法各有其最佳适应证,或产生安慰效果不同。如结果相反,也会有临床意义。此研究结果会有益于今后针灸临床"辨证选针法",提高针灸的疗效。

"泛穴现象"(人体无处不是穴)的临床和实验证明。此研究可以解释"非穴位"治疗效果的迷惑及西方大量临床试验的结果。如此研究证明泛穴现象确实存在,其结果并不否定传统中医理论穴位的特异作用。相反,能扩展中医"阿是穴"的概念和应用,同时凸显特异穴位的价值。也可以解释一些西方针灸临床试验的结果和临床医生观察到的治疗现象。这些研究还可以丰富现代针灸理论,使科学界、西医界及广大民众更加理解和接受针灸疗法。

"针灸愈合作用"的临床试验及机理研究。当前常用的"随机对照临床试验证明针灸治疗某种病症疗效"的方法在研究思路上存在严重缺陷,用此方法逐个证实针灸对不同病症的疗效是不现实且十分昂贵的,也不符合针灸的作用机理。

如能证明针灸的确能够加强人体的一些"愈合作用",那么从理论上讲,通过人体愈合作用可以改善的病症都会得益于针灸治疗。如"针灸愈合作用"得到科学研究证实,我们将不需要再进行无休止的"对症针灸临床试验",在医学生理病理的原理上承认针灸的疗效,极大地扩展针灸的临床应用。

针灸生物效应和疗效的个体差异研究。针刺可产生的生物效应包括经脉循行现象、病理、生理、生化指标及患者的感觉等,而此效应或因年龄、性别、种族、职业、疾病、家族、基因等有较大个体差异,因而治疗效果也会不同。

此研究重在通过生物指标找到针灸适应病人,提高疗效,扩大患者群。近年来生命科学技术的发展和进步为此方向的研究提供了良好的机遇,现在是科学界回答这个问题的时候了。

总之,对于西方针灸研究提出的问题,中医界应该直接面对。首先解决可能会对东西方针灸发展产生实质性推动的"瓶颈问题",改进传统针灸理论,增加科学界、西医界、医疗保险机构以及广大民众对针灸的理解和接受程度,进一步提高针灸的临床疗效和扩大治疗范围。

(七)以现代方法解释针刺改善症状群

Vitaly Napadow 博士,美国针刺研究会联合主席,波士顿哈佛医学院——麻省总医院生物医学影像马蒂诺中心的副助理教授。新英格兰针灸学校硕士,哈佛——麻省理工卫生科学与技术系的生物医学工程专业博士。

针刺已经使用了两千多年,但其作用机理还没有完全明确,临床效果还有争议。针刺常常是通过引起机体一种复杂的感觉来起作用,而且许多刺激部位远离损伤部位。再者,针刺还可以调节包括疼痛在内的感觉和认知不同症状群,这就提示针灸的效果是以大脑中枢网络控制为其科学基础的。

现代神经影像技术如功能核磁共振(fMRI)为安全观察人脑功能活动提供了手段,可用于观察针刺后脑活动的特征改变以及针刺对各种与神经生理相关的病理改变。神经影像学可以帮助我们客观区分真假针灸、解释其作用机制,并优于主观的临床结果。

在21世纪的医疗服务市场中,针灸的作用在于对于慢性病症状的改善。因此,应该开展人体研究,阐明针灸减轻各类症候群的机理,明确针灸减轻痛、痒以及恶心呕吐等症状的机制。而这些研究可以解释:针刺与其他常规疗法为什么可以协同组合;并为针刺个性化治疗提供科学基础,使患者有可能受益于不同形式的针灸。

"中医针灸"已经成为"世界针灸"。而走向世界的针灸同时也向针灸发源地中医

针灸界提出严峻挑战。

挑战一：针灸疗效"缺少研究数据"。如何应对这一挑战，建议采取"两法并举，两条腿走路"的策略。

一要在财力允许的情况下，按国际公认的规则，尽可能对已成熟的诊疗方案或疗效明确的针灸疗法开展验证性研究。要建立合适的研究假说与合适有效的对照，选择能体现针灸疗效、国际公认的评价指标，在符合伦理要求的基础上，尽量选用解释性随机对照设计、采取中央随机、严格控制质量和数据管理，减少偏倚和病例脱落。

同时要提高研究透明化，研究报告要符合国际上公认的发表规范。这样的研究可以提高针灸的公认度，为产生高质量的临床实践指南提供支撑。如我国专家开展的偏头痛、得气对面瘫的影响以及针刺镇痛机制等研究，在国际上已经产生了重要影响。

二要积极推进真实世界的临床研究。其核心是在保持针灸个体诊疗的同时，利用临床实际的诊疗数据进行研究。此类研究在国际上也刚刚起步，可以借鉴"病历登记注册研究""观察性疗效比较研究""实用性对照研究"以及单个病例的 Meta 分析研究设计方法，借助大数据、互联网以及人工智能等现代技术，根据针灸特点，创新研究方法，使针灸彻底摆脱"缺乏数据"的困扰。

两类研究从本质上看是简单范式与复杂范式的区分，但二者除了关键技术不同外，更重要的是世界观、价值观、思维模式与方法论不同。我国有丰富的临床病例资源，这为我国产生大量针灸临床证据发挥主导作用奠定了根本的基础。

挑战二：传统针灸理论体系不能满足临床发展的需求。目前，针灸理论体系核心内容源于《黄帝内经》，到了近代受到"大方脉"理论的束缚，对针灸临床的指导作用大大减弱，而大量试验研究的结果，又很少回归并补充到针灸理论体系中。

随着"世界针灸"的发展，一些源于现代生物医学的研究结果也没能被吸纳入针灸理论体系，致使国际上已经有了"西方针灸"等理论萌芽，所以源于古典、基于临床、吸纳现代、包容开放，完善针灸理论体系已经成为当代中医针灸人义不容辞的历史使命。

挑战三：国内针灸服务模式制约了针灸的治疗范围。目前，在医疗机构以疾病来分科中，针灸以疗法分科而形成的服务模式，已经成为大多数适宜病种接受针灸诊治的巨大限制和制约；同时，随着医学目的调整，在健康保障、治未病中发挥针灸无副作用、耐受性不明显、可以较长时间使用等不可替代的优势，创新机制改变服务模式，也成为发展的当务之急。对此中国针灸应做出表率和示范。

（八）治疗病种不同带来研究差异

1. 中外针灸关注问题分歧大

由于临床证据不充分，西方针灸的病种局限在软组织病痛、头痛、失眠等疾病上。这类疾病多局部取穴，与中医经络理论关系不很紧密，导致中医理论受到西方针灸学派的质疑。

由于这些疾病多以痛症为主，而体表刺激传入引起的对疼痛的节段性作用和全身性作用已是疼痛研究领域公认的两种理论。且这两种效应的产生与穴位关系并不密切，无论是穴位针刺还是旁开的非穴位针刺都能激活这两大疼痛调制系统，产生镇痛效应，因而"穴位"并不重要。这个问题导致西方针灸学派对穴位存在与否的怀疑，同时认为针灸只是"安慰"效应。

西方临床研究中常将"非穴位"作为安慰对照，既然穴位和非穴位针刺都能缓解疼痛，那么针灸的作用就相当于安慰剂作用的论点也就产生了。但是就同样的临床观察结果，我们可以得出不同的结论：穴位和附近的"阿是穴"都能用于治疗多种痛症。

长期以来，我们过于强调穴位的特异性，这也是西方针灸学派质疑的重点。其实只是我们把穴位的有效性当作了穴位的特异性，或是一个穴位比某个穴位效应好一点，仅此而已。

2. 针灸疗效高却无助针灸国际化

西方在评价针灸临床疗效时质疑，我们疗效奇高，但研究设计又缺乏严谨。"双盲"方法的核心在于避免主观偏倚，盲患者易，而盲针灸医生才是克服主观偏倚的最重要对象；然而，在这个问题上，无论是主观还是客观都重视不够。以针灸为职业或谋生手段的从业者很难克服这种主观偏倚。

同时，由于针灸的有效病种常缺乏客观指标，这都是造成我国针灸研究论文水平较低、疗效自恃过高的主要原因。因此，引入中立的评价方介入临床研究是值得推荐的。

3. 针灸理论体系需重构

分析国外针灸研究的文献不难发现，其研究目的、病种选择、研究方法、看问题的角度以及研究结论等，与国内针灸研究不尽相同。

发表在高水平期刊上的国外针灸研究显示，真针刺和假针刺、穴位和非穴位刺激均可产生相似的、没有统计学差异的疗效；针刺与安慰对照的效果相似；经皮电神经刺激疗法和扳机点刺激疗法等照样可以产生不错的疗效，显示不用传统针灸理论指导照样可以产生治疗效果。这些对传统针灸输穴功能的特异性以及不同针灸手法等不同

的针刺方法的疗效特异性提出了质疑。

然而值得注意的是,现代的西方针灸研究界完全是从实用主义出发,在目前尚缺乏科学证据证明传统针灸理论的科学性和临床指导价值的现实情况下,逐步在形成他们自己一套简单的、但确实在一定程度上能够有效指导临床的"西方针灸"理论体系,不得不引起国内针灸研究者的深思。

国内对针灸理论的研究开展了几十年,严格来讲,迄今仍难拿出令科学界信服的科学证据来证明其科学性和临床实用性或指导价值。到目前为止,国内积累的科学证据也描述不了古代文献和现代教科书所记载的经络系统的完整面貌,也证明不了某经或某经上的输穴只能单单特异性地治疗其所络属的内脏的疾病。对于输穴特异性的研究也没有积累系统的科学证据来证明穴位和非穴位可以产生不同疗效的科学机制;也没有严谨的实验和临床证据证明不同针刺手法可以产生不同疗效的科学基础。

今后我们的研究,尤其是基础研究,再也不能局限于从理论到理论的研究模式,必须改变那种文献理论研究、动物实验研究及临床应用研究之间相互脱节的现状,今后的针灸研究过程中,应将三者有机地结合起来。从重新梳理不同发展阶段的针灸传统理论体系的角度出发,力求找到其科学合理的内核,再加以科学研究和临床验证,在此基础上重构一个既根于针灸传统理论内核、又立于科学证据基础上并能有效指导临床治疗的新的针灸理论体系。

4.穴位特异性作用研究要创新

穴位,在针灸学中有极其重要的地位。然而,近年来国外同行的研究结果却使穴位特异性作用在国际针灸界出现了怀疑、否定的声音。

从国际上的一些研究结果可以看到,在应用针灸治疗痛证、退性行病症、身心疾病、内分泌疾病等方面做了许多研究工作,并对针灸治疗上述病症的效果予以充分的肯定。但同时,由于出现"真假针灸""真假穴位"的治疗结果没有差异,似乎针灸有效、穴位无用,其结论对全球针灸界的影响和导向作用是不言而喻的。

尽管大多数临床针灸医生认为上述结论是不客观的,与实际不符。然而,问题不容回避。

我国针灸工作者必须予以足够的重视,并予以认真的回答,而决不能漠然处之。否则,任由发展,穴位将不复存在,针灸学科的理论基石将动摇,中国针灸学科将会沦落为"体表刺激疗法"而失本来的合理内涵。

首先,应借鉴现代医学临床研究新的模式,以疾病治疗为载体,对临床疗效确切、特异作用明显、临床广泛使用的穴位进行科学设计、借鉴国际公认的研究方法深入研

究,从而得出科学的数据和结论以说明问题。需要强调的是,穴位特异作用的研究离不开实验医学,但如简单以实验医学规范、评价、解释,针灸医学将成为一具徒有其名的躯壳。

其次,穴位特异作用研究要创新,要在研究思路上创新,对中外科技成果要学习、借鉴、吸收。再次,要善于科学地扬弃。如对于否定"穴位"的报告应认真分析,吸收其中合理的部分,避免研究设计、方法中出现的不足,更要注意结论的严谨性,绝不能主观臆断全盘肯定或一概否定。

此外,要敢于超越。不能简单地以其他某种体系、学说去替代或规范穴位特异性作用的研究,既不能固守国粹更不能全盘西化,而是要在原有的基础上创新与发展。最后,给穴位特异性作用研究一个容忍、宽松的和谐环境。

(九)中西方针灸四异

比较传统中医针灸和西方针灸,发现存在四个方面差异:

一是理论基础相差甚远。中医针灸是以中医基础理论为指导,以经络、输穴理论为基础。而西方针灸不言穴位和经络,它吸收了生命科学的研究成果,认为针刺的五大作用机制分别为:针刺的局部作用;针刺的同脊髓节段作用;针刺的跨脊髓节段作用;扳机点的作用;中枢神经系统的调控作用。

二是刺激部位不同。中国针灸以穴位为刺激部位,在教科书上往往是一个固定的位置,而在临床上医生则要通过"切、按、循"来寻找。西方针灸在临床应用上淡化穴位的部位,强调刺激点或者扳机点。扳机点是指骨骼肌内可触及的紧绷肌带所含的局部高度敏感的压痛点。

当然穴位和扳机点有重叠,虽然对重叠的百分比仍有争议,但是在对疼痛的治疗中重叠率达到95%。当然与扳机点相比,针灸的输穴理论包含的内容更丰富。

三是刺激的方式差别。中医针灸刺激方式多,讲究手法和得气,强调"气至而有效";西方针灸采用经皮电刺激或者浅刺或者弱刺激,而且刺激的时间不同,针刺的次数也不同。

四是治疗疾病种类不同。西方针灸治疗疾病以疼痛为主,主要治疗体表肌筋膜痛;而中医针灸对疾病的治疗除疼痛外,更注重对内脏功能的调节以及对全身气血的调节。对于疼痛的治疗,西方针灸以神经节段理论来解释,中医针灸则以经络理论来解释,适当的配伍调整内脏的功能,才可能"标本兼治",而非简单的镇痛。

通过这些比较,我们也更加明确中医针灸目前面临的问题。如中医针灸的理论体系庞杂,名词概念含义不够明确,临床上有多种解释,并存在明显的理论脱离实践问题。对穴位部位和功能认识不充分,将穴位的动态部位变化、穴位特异性效应和广谱效应混淆,同时对穴位、疾病和刺激的关系认识不够完善等。因此构建体现针灸理论本质特征和发展规律,结构合理、层次清晰、概念明确、表述规范,能够指导临床的现代针灸理论体系框架成为目前的重要任务。

尽管目前西方的针灸研究重点仍然是临床疗效证据,而国内针灸临床研究更关注各种针法的效应、针灸优势病种等。但无论是对针灸的科学基础研究还是针灸临床研究方法学的建立,每前进的一小步必然带动针灸学科前进一大步。

（十）脑功能成像可探索针灸作用机制

20 世纪 90 年代以来,脑功能成像(包括脑功能磁共振 fMRI、脑正电子发射 CT 扫描 PET 等),在脑器官水平针刺机制研究中占主导地位。

目前,国内外学者在穴位特异性、不同针刺技术、针刺即刻或延后效应所诱导的脑活动及脑网络变化进行了逐步深入的研究,近年来已开始探索针刺治疗疾病的脑中枢机制,在不同针刺方法、手法、得气及针刺安慰效应方面已取得一些重要的研究结果。

在世界上,美国的优势是设计严谨、采用先进的图像处理,并与脑科学研究相结合,虽然临床做得少,但小数据做出了数篇大文章。中国的优势是临床做得多,研究主要集中在脑功能成像机制的多模态研究及其基础,已初步显示多学科综合实力,但临床研究质量以及脑功能机制研究的基础需要进一步加强。

目前,多个研究组提出自己的假说。具有国际影响力的观点是哈佛大学麻省总医院 Hui 医生最早提出的边缘系统负激活学说。这一学说在不同团队的系列研究和 meta 分析综述中得以证实。负激活效应在针灸研究中越来越受到关注,但其是否与神经核团功能直接相关还需进一步研究证实。

最近,我们团队就得气对脑功能影响进行了研究,发现其影响在不同穴位间既有共性也有差异,支持穴位脑效应存在相对特异性的观点,并提出针刺调制边缘叶—旁边缘叶—新皮层网络的假说,其中包括对脑默认网络的核心脑区起到了明显的调制效应。

国外 Napadow 团队提出针刺调制脑默认网络及体感运动网络,针刺对以边缘叶结构为主的自主神经系统具有较特征性的调制作用。Kong 及 Gollub 实验室提出针灸止痛不同于安慰效应,但明显受到安慰效应的影响,安慰效应在真穴和假穴之间存在差异。国内田捷研究组近年提出了针刺穴位具有"时空编码脑网络"的效应特异性,强调针刺实验单砖块设计方案,结果显示针刺调控了杏仁核网络。

多数的 fMRI 对照研究均显示实验组和对照组诱导脑区活动和脑网络变化间存在

差异。但这种差异是否就代表了每个穴位在脑内的特异性值得商榷,这是基于外周针刺信息入脑后均存在集中及弥散传递,脑功能核团信息处理的高度综合性,脑网络的复杂性,而且这种可能的特异性与临床疗效的关系也不甚明了。

比如,尽管不同研究报道的实验结果并不一致,但相对特异性也体现在大多数研究均显示了针刺诱导的即刻性和持续性效应,包括诸多重叠的脑功能区:如躯体感觉运动区、注意相关脑区、痛觉情感处理和认知脑区;针刺也调制了包括默认网络、感觉运动网络、疼痛网络、注意网络和杏仁核相关情感情绪网络等多个脑网络。

四、针灸的发展与展望

在医学模式发生重大变化的 21 世纪,针灸必将在未来的人类卫生保健体系中发挥越来越重要的作用。随着针灸现代化、国际化的发展进程,必然会有更多的新方法、新技术渗透到针灸临床研究的各个方面,预计国内的针灸临床研究将会继续关注于建立临床研究基地,培养复合式临床研究人才,建立规范的临床诊疗和评价体系和大力推行规范的临床研究等方面,为创新针灸学理论,推动针灸现代化和国际化进程,为我国的卫生事业和社会发展做出更大的贡献。今后中医针灸学研究发展的方向,要参照世界卫生组织亚太区有关《针灸临床研究规范》,做好临床研究的规范化,切实提高临床研究的可信度和可重复性。必须继续加强针刺疗法的原理研究,应用现代医学技术,对针刺疗法的作用和特点作深层次的阐明,深入揭示针刺的奥秘。这种高水平的基础性研究,既推动了中医针灸理论走向世界,又促进了现代生命科学的发展,以此不断推动和促进针灸研究的发展。

针灸是中医学的重要组成部分,也是最具特色的部分。针灸的对外传播也成为一种十分独特的文化现象,从公元 6 世纪前后,针灸传入周边的朝鲜半岛和日本,开始了迄今为止长达 1500 年之久的全球化之旅,已经传播到了 140 多个国家和地区,时间之长和地域之广都是十分罕见的。

纵观针灸对外传播的历史,大致可以划分为三个阶段。

第一阶段公元 6 世纪左右至 15 世纪末,约 1000 年。

针灸主要在周边地区,如朝鲜半岛、日本、越南、印度尼西亚等地区传播。这个阶段的传播大致分为东、西和南三个方向。针灸向东部的朝鲜半岛和日本以及向越南的传播最成功。这些地区早期与中国的文化同源,都以汉语为传播载体,人员相互往来频繁,所以把中医针灸原汁原味地传播过去,尤其是日本,不但很好地把中医针灸继承和保存下来,还有所发展,丰富了针灸的理论和实践,如日本医生发明的管针法和打针

法,并且还成为针灸传向其他地区的重要方式,如通过日本传播到欧洲和南美洲等地区。

针灸向西域的传播则很有限。自汉代开始,古人就开辟了沟通中国和中亚、西亚、南亚直至地中海东岸的陆路和海上通道,被后人称为"丝绸之路"。除了丝绸,这些陆路和海路通道还输送许多其他物品,同时传播着各种文明和文化。

从已有考古发现来看,针灸也曾沿着陆路丝绸之路向西传播,如武威汉代医简和居延汉简中的针灸内容,敦煌藏经洞中发现的隋唐时期的各种灸经残卷,新疆吐鲁番市境内阿斯塔那古墓出土的《针灸节抄》(据马继兴《敦煌古医籍考释》,大部分内容与《针灸甲乙经》相近),以及和田出土的《黄帝明堂经》两个残卷,为《黄帝明堂经》古传本之一等(藏于苏联),但似乎没有再向西传播得更远。

唯一例外是13世纪左右由波斯国蒙古可汗时期的宰相拉什德组织学者编译的一本波斯文医书——《伊儿汗的中国科学宝藏》,据说其中有一些经脉和针灸的内容(已亡佚),但这部翻译著作所产生的影响如何,却不得而知。因为无论是中亚的伊朗,南亚的印度,还是西亚的阿拉伯国家,针灸的历史都很短,印度是在1959年,其他地区基本都是在1971年之后,并且至今这些地区针灸开展的情况也不理想,远远落后于欧洲、美洲等地区。

第二阶段公元16世纪初至1970年,约500年。

早期主要传播到荷兰、法国、英国、德国、意大利等欧洲国家,并在19世纪初通过欧洲传播到美国、澳大利亚和俄罗斯等国。后期从1963年开始,中国政府派遣的援非医疗队将针灸传播到很多非洲国家。

历史学家称15~17世纪为"大航海时代",世界各地尤其是欧洲发起的广泛跨洋活动,第一次将地球上各大洲沟通起来,并随之形成了众多新航路,东西方之间的贸易和文化交流迅速增加。在从东方驶往欧洲的商船上,除了满载丝绸、茶叶、瓷器、香料等物品,还有关于东方的各种信息,其中就有介绍中医特别是针灸的手稿,也由此开启了针灸向欧洲的传播之旅。对比针灸向朝鲜半岛、日本和越南等亚洲国家与向欧洲的传播,就会发现,前者是双向的,也就是双方互有人员往来;而后者是单向的,是欧洲人自己把针灸介绍回去的。还需要指出的是,这些传播者的信息来源并非中国本土,而是印度尼西亚和日本。

虽然自1552年开始,就不断有欧洲传教士来华,其中不乏利玛窦(1552—1610年)这样的重量级人物,他们对当时的中国社会进行了全面而深入地观察,在他们向欧洲发回的大量介绍中国的文献中,就有比较系统的中医脉学和药物学知识,但针灸

只是被作为一种民俗或见闻趣事偶尔提及,几乎没有产生任何影响。

针灸被系统地介绍到欧洲,要归功于荷兰东印度公司的 3 名雇员。由于明清之际,中国政府多次实施海禁,禁止中国人赴海外经商,也限制外国商人到中国进行贸易,与西方进行大量贸易往来的印度尼西亚和日本因此成为针灸向西方传播的重要驿站。艾灸传入欧洲纯属偶然。东印度公司驻雅加达的一位牧师患痛风,经来自中国的一位女医生治疗后疼痛奇迹般地消失了。痛风是 17 世纪欧洲贵族的流行病,主要病因是进食大量肉类(特别是海鲜)及过量饮酒,缺少有效治疗手段。这位牧师敏锐地注意到艾灸治疗痛风的价值,迅速收集有关资料并整理成书稿,于 1675 年在荷兰出版,很快引发了艾灸在荷兰、英国、德国等国家短暂的流行。

针刺疗法的传入与两名医生有关,他们都曾在日本生活过两年,都亲眼看见了针刺的操作和效果,也意识到这种方法的独特性,因此撰写论文予以详细介绍,分别于 1683 年和 1712 年出版。但这些论文发表以后,很长时间内都没有人敢于尝试,直到 1810 年才在法国出现了第一个使用针刺治疗的病例,由此引发了针刺疗法在欧洲小范围的流行,并很快传播到了美国、澳大利亚和俄罗斯等国。然而这股针灸热并没有持续多久,大约到 19 世纪后半叶,针灸在欧美基本上已销声匿迹,直到 20 世纪 30 年代,一位在中国生活多年的法国外交官将针灸重新带回了法国,再次燃起了欧洲人对针灸的兴趣。

第三阶段 1971 年至今,仅仅 40 余年。

这几十年时间里,针灸就已经传播到 140 多个国家和地区,约占全世界国家和地区总数的三分之二。在现代针灸对外传播历史上,1971 年是个分水岭。在此之前,针灸只在少数国家流传,而在此之后则形成一股世界性的"针灸热",势不可挡,持续至今。这一切都起因于《纽约时报》在这一天发表的专栏记者赖斯顿介绍他在中国北京阑尾炎手术后接受针灸治疗的经历。这次传播与第一和第二阶段有一个很大的不同,就是传播方式的改变。前两次的传播都必须凭借"路",无论陆路还是海路,都有具体的传播路径;而在此次传播中,"路"已经不再是必需之途,即使远隔万里,人们也可以通过广播和电视即刻分享各种信息。

当然一些偶然因素也不可忽略。就像当年扁鹊怀携针具,游走四方,随俗而变,治疗的病人众多,但如果不是在葬礼上治愈了虢国太太的尸厥证,也许针刺疗法就不会在中国迅速发展并成熟起来。同样地,如果不是美国知名记者突发疾病并将其经历发表在影响力颇广的《纽约时报》上,针刺疗法向美国乃至整个世界的传播进程就可能会延迟。值得一提的是,在此阶段中,中国再一次成为针灸向世界传播的中心。受世

界卫生组织委托,中国政府于 1975 年在北京、上海和南京建立了国际针灸培训中心,在很短时间内就为许多国家培养了大批中医针灸人才,他们中的许多人都成为所在国针灸发展的栋梁。

第三节　针道与针灸文化

一、"针道"认识需要深化

所谓"针道",在此是指针刺治病的机制及应当遵循的基本规律。从比较宽泛的角度理解,与"针道"相关之术既包括针术、灸术,也包括点穴按摩之术。

探索"针道"可以有不同的角度,但最终都要归一,因同一事物的本源或本真只有一个。如果某一角度的探索总是停留于某个层面而无法接近其本真,就意味着这一角度的探索已经走向了尽头,或者说这一思路及这一思路下的方法已经完成了其有限的作用。下面举一个普通的例子,胃痛常取中院、足三里,传统针灸学所列举的依据是中院为胃之募、腑之会穴,足三里乃胃之下合穴,所以二者均具有通调腑气,和胃痛的作用。如作进一步解释:胃之募穴是胃腑之气汇聚于腹部的穴位;腑之会穴是腑之精气汇聚于腹部的穴位,胃乃六腑之一;足三里为胃之下合穴,是胃腑之气汇聚于下肢部的穴位。针刺穴位产生的酸麻胀痛谓之"得气"。这种"气"通过经络传导至胃腑便产生了治疗作用。何为气?何为经络?至今无人能准确解读,即便有多种解释也远未达到解惑的目的。以上是关于"针道"的传统认识,这种认识两千年来几乎没有什么发展,知识平台未能获得有效提升,相关认识在近现代越发不容易理解,因而不易被接受。这一现状表明对针道的"传统认识"在其固有的方向上已经走到了所能达到的"历史顶峰",但这种认识上的"顶峰"依然远离"针道"的本真。

《素问》十二卷,世称黄帝岐伯问答之书,及观其旨意,殆非一时之言,而所撰述,亦非一人之手。刘向指为诸韩公子所著,程子谓出战国之末,而其大略正如《礼记》之萃于汉儒,而与孔子、子思之言并传也。盖灵兰秘典、五常正大、六元正纪等篇,无非阐明阴阳五行生制之理,配象合德,实切于人身。其诸色脉病名、针刺治要,皆推是理以广之,而皇甫谧之《甲乙》、杨上善之《太素》,亦皆本之于此,而微有异同。医家之纲法,无越于是书矣。然按《西汉艺文志》,有《内经》十八卷及扁鹊名。白氏云:《内经》凡三家,而《素问》之目乃不列。至《隋经籍志》始有《素问》之名,而指为《内经》。唐

王冰乃以《九灵》九卷,牵合《汉志》之数,而为之注释,复以阴阳大论,托为师张公所藏,以补其亡逸,而其用心亦勤矣。惜乎朱墨混淆,玉石相乱,训诂失之于迂疏,引援或至于未切。至宋林亿、高若讷等,正其误文,而增其缺义,颇于冰为有功。

《难经》十三卷,秦越人祖述《黄帝内经》,设为问答之辞,以示学者。所引经言,多非灵、素本文,盖古有其书,而今亡之耳。隋时有吕博望注本不传,宋王惟一集五家之说,而醇疵或相乱,惟虞氏粗为可观。纪齐卿注稍密,乃附辨杨玄操、吕广、王宗正三子之非,周仲立颇加订易,而考证未明,李子野亦为句解,而无所启发,近代张洁古注后附药,殊非经义,王少卿演绎其说,目曰重玄,亦未足以发前人之蕴,滑伯仁取长弃短,折衷以己意,作《难经本义》。

《子午经》一卷,论针灸之要,撰成歌诀,后人依托扁鹊者。

《铜人针灸图》三卷,宋仁宗诏王维德考次针灸之法,铸铜人为式,分腑脏十二经,旁注俞穴所会,刻题其名,并为图法,并主疗之术,刻板传于世,夏竦为序,然其窍穴,比之《灵枢》本输、骨空等篇,颇亦繁杂也。《明堂针灸图》三卷,题曰:『黄帝论人身俞穴及灼灸禁忌。』曰:『明堂者。』谓雷公问道,黄帝授之,亦后人所依托者。

《存真图》一卷,晁公谓杨介编,崇宁间泗州刑贼于市,郡守李夷行遣医并画工往,亲决膜摘膏肓,曲折图之,尽得纤悉,介校以古书,无少异者。比《欧希范五脏图》过之远矣,实有益医家也。王莽时,捕得翟义党王孙庆,使太医尚方与巧屠共刳剥之,量度五脏,以竹筳道其脉,知所终始,云可以治病,亦是此意。

《膏肓灸法》二卷,清源庄绰季裕所集。

《千金方》三十卷,唐孙思邈所撰。用药之方,诊脉之诀,针灸之穴,禁忌之法,以至导引养生之要,无不周悉。曰千金者,以人命至重,有贵千金。议者谓其未知伤寒之数。

《千金翼方》三十卷,孙思邈掇拾遗帙,以羽翼其书。首之以药录,次之以妇人、伤寒、小儿、养性、辟谷、退居、补益、杂病、疮痈、色脉、针灸,而禁术终焉。

《外台秘要》,唐王焘在台阁二十年,久知弘文馆,得古方书千百卷,因述诸症候,附以方药、符禁、灼灸之法,凡一千一百四门。天宝中出守房陵,及大宁郡,故名焉。

《金兰循经》,元翰林学士忽泰必列所著,其子光济铨次。大德癸卯,平江郡文学岩陵邵文龙为之序。首绘脏腑前后二图,中述手足三阴、三阳走属,继取十四经络流注,各为注释,列图于后,传之北方,自恒山董氏锓梓吴门,传者始广。

《济生拔萃》十九卷,一卷取《针经节要》,二卷集《洁古云歧针法》《窦氏流注》,三卷《针经摘英》。首针法,以仿古制也。延佑间杜思敬所撰者。

《针经指南》,古肥窦汉卿所撰,首标幽赋,次定八穴指法及叶蛰宫图,颇与《素问》有不合者。

《针灸杂说》,建安窦桂芳类次,取《千金》禁忌人神及离合真邪论,未能曲尽针灸之妙。

《资生经》,东嘉王执中叔雅,取三百六十穴,背面巅末,行分类别,以穴属病,盖合《铜人》《千金》《明堂》《外台》而一之者也。

《十四经发挥》三卷,许昌滑寿伯仁,传针法于东平高洞阳,得其开阖流注交别之要。至若阴、阳、维、蹻、带、冲六脉,皆有系属,而惟督、任二经,则包乎背腹,而有专穴,诸经满而溢者,此则受之,宜与十二经并论。通考邃穴六百五十有七,而施治功,以尽医之神秘。

《神应经》二卷,乃宏纲陈会所撰。先着《广爱书》十二卷,虑其浩瀚,独取一百一十九穴,为歌为图,仍集治病要穴,总成一帙,以为学者守约之规。

与"针道"的传统认识不同,现代针灸学对上述相关问题则有另一种认识。针刺中院、足三里之所以能够治疗胃痛,是因为中院、足三里与胃有密切的神经生理学联系。胃接受胸6~10神经节段的支配,中肤穴接受胸8神经节段的支配,二者处在密切关联的神经节段支配区内。足三里虽然接受腰通一骶3神经节段的支配,与胃并不存在神经节段的重叠或比邻关系,但足三里穴区传入神经元在脊髓的节段性联系长而一泛,与胸6~12神经节段具有密切联系。而针刺穴位产生的酸麻胀痛是穴位处的感受器受到针刺刺激之故。针刺信号的传入则主要是通过II、III类传入神经纤维完成的。针刺信号经II、III类传入神经纤维到达脊髓背角时,既可对相关节段神经传入的躯体病理信号进行抑制,也可对相关节段神经传入的内脏病理信号进行抑制,并通过躯体-脊髓-内脏反射途径对相关节段的交感神经的活动进行调节,从而可以有效缓解内脏平滑肌的痉挛。

胃痛时同时取用中院、足三里,传统认识是:中院为胃之募、腑之会穴,足三里乃胃之下合穴,二者配伍具有加强疗效的作用。在传统针灸学内,上述认识已经没有深化的余地,而现代针灸学则强调另一个角度的研究,即不同穴位配伍在一起的前提是应当具有协同作用,协同作用是现代针灸学在组方时所追求的,而拮抗作用则是现代针灸学在组方时所力求避免的。中脘、足三里配伍在一起是否具有协同作用并没有确切的证据,而这正是现代针灸学所要努力解决的问题。当下,中院、足三里配伍使用主要还是基于经验层面的积淀与继承,但针灸学及其临床应用不应总是停留于经验层面或传统认识层面,必须建立起与临床实践融为一体的现代针灸学理论体系。不能以保持

传统特色为由牵强建立或维护一套远离临床实践需要的纯形式化的理论体系,在当代科学背景下,传统特色并不等同于可挖掘的实用优势。针灸学作为一门应用学科,必须要有可靠的技术和科学的指导理论,其发展必须超越所谓的传统特色理论,固守以传统哲学文化为基础的理论体系不符合学术发展的大趋势,也难言超越。

另外,任何一个针刺治疗方案都包括留针时间、针刺频次这两个关键共性因素,在传统针灸学内,二者的确定也是基于经验层面的认识积淀,并无确凿的证据或可以遵循的规律。而现代针灸学则强调留针时间的确定应当以针刺作用的最佳诱导期为依据,针刺频次的确定应当以针刺作用的半衰期为依据,前二者与后者具有不可分割的依赖关系。总之,对"针道"的探索依然任重道远,两千多年的传统认识之路已经走到了尽头,而现代认识之门则开启不久,后面还有很长的路要走。

二、"针灸文化"应当弘扬

"针灸文化"是我国劳动人民在同疾病做斗争的漫长实践中,逐步形成针灸学理论体系时所折射出的文化内涵及其自然观、医学观方面的理念取向。"针灸文化"包括两个方面的内容,其一是针灸学理论体系与传统哲学的渊源关系,其二是前瞻性的理念取向。很显然,后者才是真正需要弘扬的,具体体现在两个方面:

(一)调节、顺势理念

即通过调动、激发自身的内在潜能而产生调节作用,从而实现防病治病、健身的目的。调气、调血、调经络、调脏腑的手段均非物质或化学的输入。《灵枢·刺节真邪》明确指出,"用针之类,在于调气。"调气可以说是在得气的基础上适当调节其感应,以起到调整人体功能、增强人体抗病能力等作用。《灵枢·终始》也强调"凡刺之道,气调而止"就是指针刺治疗以达到气调为目的。这种观念所推崇的是自然、顺势,没有"以毒攻毒""药物对抗"那样的双刀风险。

(二)防病理念

即与针灸之道所推崇的自然、顺势理念一脉相承的预防保健思想,也就是"治未病"的观念,这也是整个中医文化的点睛之处。中医历来非常重视预防,早在《黄帝内经》中,占人就提出了"治未病"的预防思想,并论述了"防病重于治病"的意义。《素问·四气通天论》中明确提出:"圣人不治已病治未病,不治已乱治未乱,此之谓也。夫病已成而后药之,乱已成而后治之,譬若渴而穿井,斗而铸锥,不亦晚乎?"生动地指出了"治未病"的重要意义。上工治未病,防病重于治病,这是中医学的重要思想,预防就是要切断患病途径和疾病不良转化的途径,使人体恢复阴阳的平衡,从而达到

"阴平阳秘"的健康状态。"治未病"的现代理解应当包括三个方面的内容,一是"未病先防";二是"亚健康的调节";三是指预防复发。目前"治未病"的研究多关注于前者,其实预防疾病的复发也是其中的重要内容。由于针灸之道所推崇的是自然、顺势文化理念,所以决定了相关的技术在"治未病"方面具有独特优势。

弘扬针灸文化具有重要的现实意义。目前以高技术支撑的"被动应战"治疗模式不但导致了低效率、高成本,而且还制造了许多灾难,试想这种"被动应战"模式能够打赢与疾病的这场战争吗?显然不可能打赢。要打赢战胜疾病的战争,就应当将医疗行为的中心逐步前移,将预防、保健放到第一位。只有不得病、或少得病,或原本患重病而经过预防保健之后患轻病,或原本早发病而预防保健之后延迟发病,才能从根本上解决"被动应战"治疗模式所带来的各种问题。

三、"针道""针术"与"针灸文化"不能混为一谈

"针灸文化"既与"针道"、"针术"密切相关,但又有明显不同,不能笼统地混为一谈。从历史渊源关系的角度讲,针灸学的确是传统文化的重要组成部分,但从防病治病的应用角度讲,针灸学则是一门医道深奥的科学医术。至今之所以仍广泛使用针灸疗法防治疾病,严肃地讲并不是基于针灸学的文化学意义,而是基于针灸学的科学意义,即针灸疗法的实用价值(有效性)及其科学性我们可以对针灸学作各种角度的文化解读,但假若针灸学的科学价值消失了,无论对其文化价值进行怎样的挖掘,针灸学都会远离我们的生活。生活是现实的,防病治病更是现实生活中的现实,如果针灸学只是能够单纯拿来欣赏的东西,对患者来说就会变得无关紧要,对一般大众来说更是无关痛痒。我们讨论"针术""针道"与"针灸文化",应当弄清三者的范畴及关系。"针术"是具体操作层面的技术,"针道"是"针术"背后的科学理论支撑,"针灸文化"则是"针术""针道"形成过程中所折射出的历史文化内涵及其自然观、医学观方面的理念取向。从一门应用学科的角度来理解,针刺、艾灸、拔罐、刮痧等均属于"术"的范畴,而经络、腧穴问题、补泻问题则属于"道"的范畴,不能将其笼统或简单地归于文化范畴。针灸治病主要依靠的是"针术"与"针道",而不是文化。很显然,由于对"针道"本真的认识还有很大的距离,所以"针术"水平的提高尚有很大空间。而对待针灸文化,一是要尊重针灸学形成过程中所折射出的历史文化背景,二是要弘扬针灸体系在自然观、医学观方面所折射出的前瞻性的理念和思想。

在对待中医针灸学的问题上,我们常常会听到关于"继承、弘扬优秀传统文化"的呐喊,但多数情况下只是停留于空洞的号层面,缺乏对"优秀传统文化"成分的辨识。

没有人怀疑传统文化与中医针灸学体系的关系，但不能因为技术可以作为文化的载体，就模糊它们的本质区别，并借此来标榜这种文化的优秀品质。不能因为中医针灸被联合国教科文组织列入"人类非物质文化遗产代表作名录"，就可以混淆学术规范内文化与技术的界限。再者，传统针灸技术事实上良莠不一，其所承载的文化并非全是上品，在学术认识上不能以优盖劣。同样，中医针灸文化既不等同于具体的理论，也不能替代具体的理论，如果说"中医文化在于认识自然界，认识人体生命"，那么中医学理论又在于什么？

在当代针灸临床中，所谓开阖补泻、呼吸补泻等手法已经很少有人使用，《灵枢》中的经脉及经筋病候理论的临床研究也极少被人问津。有人认为这是针灸文化的缺失，并可能影响到针灸治病疗效的提高，因此倡导这种针灸文化的回归。这种观点实际上混淆了"针术""针道"与"针灸文化"的区别。补泻手法问题、经脉及经筋病候问题，当属于"针术""针道"的范畴，所涉及的问题是科学研究的内容，科学研究关注的是求真，也就是探寻规律和机理，对于这些古老的传统概念进行文化学解读不能取代对相关问题的科学探索，不能以文化保护或文化回归的名义淡化或排斥对"针术""针道"问题的现代研究。文化与科学没有逻辑上的等值性，对待传统中医针灸文化应当包容和尊重，对待其中的前瞻性的理念和思想应当弘扬，而对待客观现象或有效的经验应当进行科学探索，科学探索则需要质疑与批判。

第二章　传统中医针灸

第一节　中国古代针法特色历史演变

据古代文献《山海经》和《内经》，有用"石箴"刺破痈肿的记载，以及《孟子》："犹七年之病，求三年之艾"的说法，再根据近年在我国各地所挖出的历史文物来考证，"针灸疗法"的起源，可能就在石器时代。

针灸是一门古老而神奇的科学。早在公元6世纪，针灸学术便开始传播到国外。目前，在亚洲、西欧、东欧、拉美等已有120余个国家和地区应用针灸术为本国人民治病，不少国家还先后成立了针灸学术团体、针灸教育机构和研究机构，著名的巴黎大学医学院就开设有针灸课。据报道，针灸治疗有效的病种达307种，其中效果显著的就有100多种。1980年，联合国世界卫生组织提出了43种推荐针灸治疗的适应病症。1987年，世界针灸联合会在北京正式成立，针灸作为世界通行医学的地位在世界医林中得以确立。

二千五百年前，中国诞生了第一部医学巨著——《黄帝内经》，在这部典籍中，一个重要的概念贯穿于全书，那就是经络。经络是经脉和络脉的总称，古人发现人体上有一些纵贯全身的路线，称之为经脉；又发现这些大干线上有一些分枝，在分枝上又有更细小的分枝，古人称这些分枝为络脉，"脉"是这种结构的总括概念。

随着冶炼技术的发展，人们制成了金属针，称为微针，并用微针对经脉进行治疗。《黄帝内经》分为两部书，其中之一叫作《灵枢经》，也称为《针经》，就是专门论述用微针治疗经络的著作。《黄帝内经》对经络做了系统的总结，在经脉之外，增加了络脉、经别、经筋、皮部和奇经等新的概念，它们共同组成了经络系统，成为古人心目中人体最重要的生理结构。《黄帝内经》还阐述了经络的功能，即运行气血、平衡阴阳、濡养筋骨、滑利关节、联络脏腑和表里上下以及传递病邪等。《黄帝内经》对经络系统及其功能的认识主要来自于长期的临床观察，也包含一些推理分析的结果和取类比象的描述。

刺法灸法学,是针灸医学的重要组成部分,是针灸临床治疗疾病必须掌握的基本技能。历代针灸学家在长期的医疗实践中,积累了丰富的临床经验和理论知识,是刺法灸法的内容不断充实,理论不断完善,为本学科的发展奠定了理论和实践基础。

一、石器时期、青铜时期

(一)历史背景

在石器时代,砭石针为主要的针灸工具,如《山海经》记载:"高氏之山,其上多玉,其下多箴石",其中金代郭璞注解"箴石"为可用于治疗痈肿的砭石针,《说文解字》亦云:"砭,以石刺病也。"《素问·血气形志篇》亦曰:"病生于肉,治疗之以针石。"1963年出土于内蒙古多伦旗头道洼新石器时代遗址的一枚砭石被认为最早的医用砭石,随后多地均出土了各式各样的砭石。除了砭石外,尚有骨针、草木质针也被认为用于疾病的治疗。尽管一些学者不赞同砭石为早期针灸针具,但是多数学者认为砭石、草木质针和骨针等为最早的针灸器具,也是针灸的起源。

到了青铜时期,青铜针的出现标志着金属针具的开始。然而这一时期出土的针具中最多的仍是砭石针,青铜针相对较少,战国以前使用青铜针也不普遍,马王堆帛书、《古传》《论语》涉及针刺疗法皆说砭石,究其原因可能与当时对针灸治病认识理论不全面和制铜技术难以生产出针身较细、针尖锋利的针具有关。

(二)针法特色

据现有的出土物和文献考证,砭石外形多为刀形、针形、剑形等,主要用于温熨、击打按摩、肌肤浅表刺、深部肌肉刺或切开排脓。其手法尚主要是简单的切、刺、击打按摩等。青铜针虽然已经产生,但是其应用于医疗尚不普遍;然而当时对深刺治病已经有一定的认识,而不是石器时期的浅表外治法。如有学者对甲骨文中的"殷"字解释为"一个人用针刺治疗疾病",在殷商时代的墓中也发现骨针深刺入人体。青铜针材质一般较硬,较砭石更为锋利,针身更细和光滑,但是其韧性较差,手法特色应该是以单纯针刺为主。

二、春秋至南北朝时期

(一)历史背景

这一时期从原始社会走向封建社会,生产力得到了大幅度提升,冶铁技术推动了铁制针具的产生。阴阳五行等哲学思想在医学理论领域得到广泛应用和实践,促使了针灸理论的形成和发展。这一时期的针灸学成就主要标志书籍是《黄帝内经》《难经》

《针灸甲乙经》。约成书于先秦时期的《黄帝内经》标志着针灸理论的形成。经络理论从仅记载十一条经脉的《足臂十一脉灸》及《阴阳十一脉灸经》到完整记载十二经络系统及任督二脉的《黄帝内经》,腧穴也从无到有,再从少到全,临床治疗、针法的理论和操作也形成完整体系。约成书于西汉时期的《难经》再次对《黄帝内经》总结和发挥,晋代皇甫谧将《素问》《针经》《明堂孔穴针灸治要》加以编著。

(二)针法特色

《黄帝内经》为针法理论的形成时期,"九针"中的毫针应用最广,后世针法多指毫针手法,其他针具可用于放血、排脓、利水、按压等。该书对揣穴、进针、行针、候气留针、出针等针法都做了详细描述,整个过程中强调治神得气的重要性。"凡刺之真,必先治神",针法需要依据脉象、病情、体质,同时注重四时、环境等天人合一的整体观念。刺法方面结合疾病部位、病情、刺激方式等提出"五刺""九刺""十二刺""三才刺法"等;补泻方面提出了"虚则实之,盛则泻之"的补泻原则,补泻手法主要是呼吸、迎随、徐疾、开阖、捻转及导气法;辅助手法方面有循、爪、按、摇、进、退、伸、推、弹、扪,为后世"下针十四法"和"下手八法"奠定了基础。

《难经》主要是阐释《黄帝内经》要旨,在此基础上也有一定的发挥,针刺操作方面更强调左右手配合使用;在补泻手法上提出"推而内之,动而伸之"的提插补泻手法,"泻南补北""子母补泻""营卫补泻"等,均对后世手法发展产生了重要的影响。

《针灸甲乙经》是对前人的总结归纳,在针刺手法发挥方面主要是对浅深刺法和留针法的贡献,根据穴位部位的肌肉丰厚程度、疾病特征等确定浅深刺和留针时间,对后世临床疗效和安全性操作具有深远的指导意义。此外对诸如赞刺、豹文刺等刺络法的工具选择、操作、禁忌等也进行了大量的描述。

尽管这一时期针法理论已经形成,从理论到临床实践具有完整的体系,比石器、青铜时期有了跨越式的进步,但从历史纵向看,仍然存在一定的局限性。从针刺操作手法可以看出,这一时期的手法轨迹主要是直线型,均以提插类手法为主,直入直出,对很流畅的捻转类手法则较难实现,针体难以实现卧倒、扭曲等形式,这可能与此时期冶铁合金技术尚不能生产出具有较好韧性和硬度的合金针有关。

三、隋唐至宋金元时期

(一)历史背景

唐代针灸学科得到官方重视,对前人经验进行了搜集、整理,对当代经验也认真总结,针灸在临床应用得到了空前的发展。唐之后的五代十国战乱不停,针灸发展再次

进入低潮,至宋朝再次迎来一定的发展,特别是北宋时期,各种制造业相当发达,中国四大发明中的火药、指南针、活字印刷术就产生于这时期。唐代太医署设立了针灸博士、助教、针师等,官方专门针对针灸穴位和图书进行了考证,出现了很多关于针灸的著作,其中《黄帝内经明堂类成》《千金方》《外台秘要》等记载了大量针灸学内容。这些书籍中主要介绍经络穴位知识考证,临床各科的应用,并且主张针、灸、药结合,还记载了"火针"的使用。宋代针灸也得到官方重视,王安石变法后重视针灸医学的教育,太医局设置了与大方脉等并列的针灸专业,组织编撰考订前人针灸著作,铸造针灸铜人,绘制经络穴位图等。金元时期上承北宋,下至明朝,这时期医家相当一部分经历了北宋的针灸学术继承,同时在后来的战火中又得到了长期的实践,战火同时也导致了许多医籍的流失,因此,到金元安定时期,医家们总结经验,各抒己见,学术纷争,门户林立,涌现了很多名家,如张子和、李东垣、刘完素、朱丹溪、窦汉卿、何若愚等。

(二)针法特色

唐宋时期针法相关记载相对较少,但有学者认为,真正的"捻转"手法形成于此阶段,因《黄帝内经》虽有"切而转之""吸而转之"等记载,但是那时期的针具源于砭石,难以形成便于捻转的针具,在出土于内蒙古达拉牧区的青铜针与河北满城刘胜墓中的金针均表明当时针柄为方形,只能实现转动手法,难以实现旋转的捻转手法。《普济方·针经》记载了捻转手法,如"下针之时……左手捏穴令定,法其地不动,右手执针,象其天而运转也,于此三十六息。然定得针,右手存息捻针"。捻转手法为继提插手法之后的第二大基本手法,对后世手法发展产生了很大的影响。此外《太平圣惠方·针经》中还强调了针刺补泻时首先应得气,"得气即补""得气即泻",同时也出现了补泻手法的交替使用,为复式补泻之先河。此外,三棱针、巨刺、针刺禁忌等也出现了实际应用的描述。

金元时期针法理论和运用得到了空前的创新与发展,可以看作是针刺手法的成熟时期。在配穴方面,何若愚《子午流注针经》结合时辰气血流注取穴,张子和、刘完素、朱丹溪善于取一些特定穴位刺络放血,李东垣善于取治疗脾胃相关的穴位,王好古善于五输穴的补泻运用,张元素喜用五输穴"接经法"等。辅助手法方面,有"循扪弹怒"等,针刺强调得气原则,并指出得气时操作者针下有沉、紧、涩、如鱼上钩的针感。行针手法方面有动、退、搓、进、盘、摇、捻等法。补泻手法上,这时期对呼吸、迎随、捻转、提插等补泻手法相互配合使用的复式手法比较广泛,此外窦汉卿明确提出"补泻之法,非呼吸而在手指",强调了手法才是决定因素。此外,透穴法也首次出现于这一时期的《玉龙歌》。

除上述外,金元时期颇具影响的针法成就是捻转补泻法的诞生,是在唐宋时期捻转手法基础上演变而成的。捻转补泻法首载于《标幽赋》:"迎夺右而泻凉,随济左而补暖",是与提插补泻法并列的两大最基本也是最重要的补泻手法,该手法的产生从理论上与古代的天文学、元气学说、气旋学说等认识有着密切的联系。此外,笔者认为当时冶炼技术工艺为捻转补泻法创造了物质条件,捻转补泻法不同于以往的提插补泻法,提插补泻法讲究垂直方向的力度变化,毫针针具只要求针身光滑、针体细、针尖锋利即可达到,捻转补泻法要求螺旋状的针体运功,毫针除了上述要求外,还必须具备较好的韧性度和硬度。宋金元时期,金属冶炼加工技术较为娴熟、精细,许多生活、生产物器的形制加工技术已与近代比较接近,不同于以往的古朴风格。人们采用复合材料改良了工具的综合机械性能,道家"刚柔相济"思想在冶炼中得到充分体现,坚硬度、韧性、锋利都得到了提高,出现了铜铁拨拉技术,金属表面的镀金、镀锡等处理技术。因此,在这样的背景下,为捻转手法所需针具提供了物质保障,同时也可能是这时期手法繁荣的一重要因素。

四、明清时期

(一)历史背景

明清时期社会相对稳定,文化经济繁荣,中医药也进一步发展。这一时期政府组织编写了大量古代著作,其中也把中医针灸编写其内,如《永乐大典》《古今图书集成医部全录》《四库全书》等。明朝和清朝在医事制度上皆把针灸独立分科,这时期针灸人才培养仍然是师带徒形式。这时期有针灸铜人的铸造,同时涌现了大量影响较大的针灸专著,如徐凤的《针灸大全》、杨继洲的《针灸大成》、高武《针灸聚英发挥》、吴谦《医宗金鉴·刺灸心法要诀》等。这一时期为针法的鼎盛时期,明代在继承金元时期针法的基础上,进一步理论化、系统化总结,并且在临床上得到推广应用;清代针灸受到朝廷轻视,发展相对明朝有所滞后。

(二)针法特色

明清为集大成的针法时期,依据前人的理论和方法从理论到临床运用形成系统,并且手法操作逐渐复杂化,依据阴阳、五行、男女、深浅、时间、疾病性质等相互配合变化使用。较为特色的手法是《针灸大全·金针赋》中的"十四字手法",《针灸大成》中的"十二字分次第手法""下手八法",《琼瑶神书》"二十四字法"等,都为揣穴、进针、行针的序贯行操作流程手法。《金针赋》的"治病八法"和《针灸大成》中的"飞经走气四法""三才刺法",留气法、运气法、纳气法、通关交经法、子午补泻、膈角交经、担截法

等,有行气催气手法、单复式手法、配穴法、分层操作法以及它们相互结合使用等。

第二节 中国近代针灸文献特点

中国近代是一个特殊历史时期,这一时期充斥着动荡、巨变、中西交汇等多种元素。受到这样复杂历史环境的影响,针灸医学发生了非常巨大的变化,作为针灸学术载体的针灸文献,在这一特殊历史时期也具有一些独特之处。

一、近代针灸医籍的数量

由于近代包括清末和民国两个时期,所以对于近代针灸医籍数量的研究,也按照这两个时期划分来进行。

关于清代的针灸医籍数量,已经有学者进行研究,如杨光等仁。但由于受到历史学时代划分等的限制,大部分学者都将清代作为一个整体对象进行研究,因此至今没有学者将清末的针灸著作单独提出来作为研究对象。

为弥补上述缺憾,笔者将清中后期(1840—1911年)的针灸著作数量做了初步统计。2007年版的《中国中医古籍总目》收录的从1840年到1911年清末的针灸著作共有106种,另外1985年的《中国针灸荟萃》第二分册《现存针灸医籍考》收录清末针灸著作共24种。笔者经过对比,发现两本目录书记录著作中,重合的有17种,收录在《现存针灸医籍考》而没有收录在《中国中医古籍总目》中的著作有5种,还有两书(《太乙离火感应神针》和《经脉图考》)虽收录在了《中国中医古籍总目》中,但是放在了1840年之前,因此不算在清末针灸图书的范围内。综上所述,初步得知清末的针灸医籍共111种。

关于民国时期针灸医籍的数量,也已经有学者进行研究,如岗卫娟。笔者在之前学者研究的基础上,再加上自己查阅工具书,发现《中国中医古籍总目》收录了民国时期针灸著作包括翻译的日本针灸书籍共193种,《现存针灸医籍考》收录了民国时期针灸著作共54种,其中有7种是《中国中医古籍总目》中未收录的;还有4种在《现存针灸医籍考》中虽列在了清代,但由于其成书年代在1911年以后,所以本文将这4种针灸医籍归入了民国时期。此外,尚有罗兆据等的10种针灸著作没有被上述两大目录书所收录。综合以上信息,初步得知民国时期现存的针灸学著作共有210种。

二、一般著作特点的变化

由于受到清代经济发展和文化状况的制约以及针灸医学自身发展规律的影响,近代针灸著作的特点具体表现在以下几个方面。

第一，大部头著作鲜见，小型、节要型针灸著作较多，针灸歌赋流行。自道光年间太医院禁针以来，针灸疗法就远离了官方治疗体系。但由于成本低廉、疗效良好等原因，针灸疗法在民间继续流传，这种发展模式导致了当时针灸经络著作缺乏官方编修刊行，而多以易学便用的小型、节要型著作为主，书籍刊本以私人传抄、文人编印为主要特点。纵观上节所述的近代针灸医籍，就会发现像《针灸甲乙经》《针灸大成》以及《针灸聚英》这样的开创性或者总结的大部头针灸著作较少，多见的是像针灸歌赋这样的小型针灸著作，如《刺疗捷法》《针灸便用图考》《医技便巧针灸指南》《百症赋笺注及经穴摘要歌诀合编》《针灸经穴歌赋读本》等；再看近代中医药期刊中所载的针灸类文章，也具有如此特点，如《针灸经穴歌赋读本》《新考正经脉俞穴记诵编》《便捷取穴歌》《十三鬼穴歌》《马丹阳十二穴考正穴道主治歌括》等。

第二，太乙神针相关著作广泛流行。据王雪苔考证，太乙神针是清代才出现的一种掺药艾卷灸法，这种疗法应该是无名老人由雷火神针改变而来的。自清初出现以来，太乙神针疗法一直备受推崇，到了近代，有关太乙神针的著作依旧广为流传。前面所列的近代针灸著作中，就有《太乙神针》《太乙离火感应神针》《太乙神针备急灸法合编》等5种以太乙神针命名的著作；近代中医药期刊中也有不少关于太乙神针的文章，如《科学太乙神针》《答折背雯先生问订正太乙神针究竟》等。除此之外，期刊中刊登的一些消息、广告等，也从另一个侧而反映了太乙神针在当时流行之广泛。如发表在《针灸杂志》中的一篇题为《太乙神针畅销》川的消息中写道："本社特制之太乙神针，所有材料，均采自地头，功效之神，有非言语所能形容。每支五元，每盒拾元，尚不足成本，此为便利社员应用起见，故不必如商人之斤斤计较求利益，故各方社员来购者甚多，自去岁九月至今，销行以达千余支之多云。"较好的疗效、简易方便的操作都是太乙神针在民间流行的原因，这也推动了太乙神针相关著作的广泛流行。

第三，中西医合参的针灸著作开始出现并逐渐增多。中国近代是一个各学科都要求中西汇通的时代，针灸医学也不例外，一些接触过、学习过西医学的针灸医家，在当时"科学化"的大环境中，开始尝试将中西医学融会贯通起来，写出中西合参的针灸著作。根据上述各工具书的记载，最早出现的中西合参的针灸著作，应该是清末刘钟衡著的《中西汇参铜人图说》。民国时期中西汇参的针灸书籍更加普遍，如《简明针科学论针篇》《温灸术研究方法》《中国针灸治疗学》《人体写真十四经穴图谱》《中国针灸外科治疗学》《科学针灸治疗学》《中国针灸经穴学》等，都不同程度地将西医学知识融入针灸医学中来，中西汇参成为近代针灸著作的时代特色。

第四,出现很多译自日文的针灸著作。日本"明治维新"后,广泛引进西方科学技术,传统的日本汉方医学也开始用西医方法研究针灸,这正好迎合日本脱亚入欧进行"科学化"的时代要求。清末,中国留学生负笈东瀛者日渐增多,国内的针灸医家翻译了大量以西医方法研究针灸的著作。清末就已经有《百法针术》和《选针三要集二卷》两种翻译日本的针灸著作,而到了民国时期,翻译日本的针灸著作更是多达15种,约占民国针灸著作的7%。

中国近代尤其是民国时期被学术界认为是中国的"第三个诸子百家时代",此时众多的针灸学家在秉承传统针灸学术的同时又吸纳了西方现代医学的精华,他们编著、翻译、刊行的200多种针灸著作,体现了他们将传统针灸学纳入现代科学体系的努力,为当代针灸医学的发展奠定了基础。

三、针灸教材的出现和发展

伴随着近代中医学校教育体系的建立,中医教材的建设需求也就应运而生。1929年7月7日至7月15日,由全国医药团体联合会出面,召集上海中医专门学校、中国医学院等9所学校的教务负责人在上海召开教材编辑委员会会议,此次会议的召开标志着近代中医课程教材建设已经开始形成,对近现代的中医教育具有深远影响。

由于中医学校中针灸课程的设置,以及一些专门的针灸学校或针灸学研究社的建立,使得针灸教材也成为近代针灸文献中不可忽视的重要组成部分。其中影响较大的是承淡安为中国针灸学研究社等针灸教学机构所编写的一些针灸教材,如《中国针灸治疗学》《针灸学讲义三种》《针灸治疗讲义》《中国针灸学讲义》等。当代学者王勇川曾专门对《中国针灸治疗学》进行过研究,他分别从《中国针灸治疗学》的成书背景与版本沿革、基本内容与学术传承、学术特点与价值以及对现代针灸教材和针灸学的影响等方面进行研究,证明此书为近代影响最大的针灸专著之一。

还有其他一些针灸医家编写的针灸学教材,如杨医亚为中国针灸学术研究社编著的《针科学讲义》,罗兆为中国针灸讲习所编著的《中国针灸学讲习所消毒学讲义》《中国针灸学讲习所诊断学讲义》,汕头针灸学研究社编的《中国针灸治疗学讲义》等。

近代针灸教材的出现,在促进当时针灸人才的培养、针灸学科的发展等方面都产生了积极影响,同时也为现代针灸教材的编写提供了蓝本与依据,为新中国成立后针灸教育的发展打下了基础。

四、近代针灸文献

自从1908年《绍兴医药学报》创办开始,近代相继创办的中医药期刊有463种之多，中医刊物林立成为近代中医发展史上的一个显著特点。中医期刊的繁盛发展，不仅为针灸医学的学术研究和信息交流搭建了一个重要平台，也为针灸著作和文章的刊发提供了一个新的载体，刊登在这些期刊中的著作和文章，是近代针灸文献的重要组成部分，是我们研究近代针灸医学的宝贵资料。

对《近代中医药期刊汇编》中所有文章的题名进行逐一检索，共检出题名中含有针、灸、经、络、刺、穴、贬的文章1233篇（已剔除题名重复的文章以及含有以上字但跟针灸医学无关的文章），主要包括针灸学术探讨，针灸著作的连载，针灸著作的序、跋、读后感，针灸、经络、腧穴等相关著作的出版及发行广告，针灸探源，最新针灸学术研究动态，刺法、灸法文献和临床研究，某些特定穴位的主治功效以及临床应用，国外的针灸研究，结合西医学理论和技术研究针灸，与针灸相关的政策法令，各地针灸学研究机构的活动和团体事务，中医界同仁对针灸医学发展方向以及针灸医学复兴的建议和看法，针灸杂志及中国针灸学研究社的相关消息等等。这些针灸相关的文章涵盖了近代针灸医学发展的方方面面，不仅有对传统针灸学术的继承，也有结合时代特征对针灸学术进行的发展和创新，更有结合西医学知识对针灸医学各个方面进行的解读，体现了近代针灸学术发展的新动态。另外，一些与针灸相关的政策法令、团体事务、通讯消息等方面的文章，更是从一个侧面反映了针灸医学在近代的生存和发展状态，将近代针灸医学的生存环境、机遇和困境等情况，生动活泼地展现在读者而前。这些文章，是近代针灸文献的重要组成部分，为我们研究近代的针灸医学提供了丰富翔实的文献资料。

第三节　中医针灸文化传承精髓

社会正在进步，中医针灸伴随着现今的时代变更也增添了新内涵。在各个时段内，中医针灸都表征为不同特质，传承悠久的这类文化应能融汇全方位的中医内涵。中医针灸根植于仁爱，应能真心去关爱生命并且尊重病患。针灸也有着深层的潜力特质，应能顺应根本的病情以便于采纳最适宜的医治方式。要从整体入手，妥善把控针灸关涉的各方面。依循天人和谐的根本思路，妥善调和了机体内的阴阳双重关系，解决长期累积的潜在机体病症。

一、精髓传承的必要性

作为传统医学，针灸根植于悠久性的中医文化，拥有本身的独特内涵。传统医学

范围内的针灸应被看作珍贵遗产,现已归入非物质文化。从现状来看,针灸承载着厚重的传统文明,不应予以忽视。国际化状态下,西医辐射过来的较大影响日渐渗透于中医,潜在偏离了本源的价值理念。更多人日渐接纳了中医,然而中医趋向于迷失必备的方向,不得不予以反思。

现今针灸的较多医师没能吸纳传统性的精髓文化,缺失了医治病患必备的经典思路。有些医师觉得:针灸本质为物理性的某类疗法,它根植于神经节段必备的理论。从现有状态看,针灸仍单纯涵盖了神经痛、骨伤及运动性的障碍。针灸覆盖的现存范畴仍偏窄,减低了本该有的覆盖面,更不能够处置多样的疾病。西医多样的新颖医治手段含有红外辐射及电针,与之相比的针灸面临于绝迹失传的潜在隐患。针灸绝技例如针刺及祖传性的疗法没能寻找到适宜的传承者,也将濒临灭绝。在这种态势下,亟待回归原先的针灸文化,深入掘进深层次内的文化属性。针对更深层次,还应反观哲学性的针灸理论,解析本体的针灸内容。

二、现今的传承缺陷

(一)针灸文化脱离于本体的技术特性,二者是分离的

相比于养生、方药等的中医,针灸更侧重于技能。早在我国古代,中医可并用药剂及针灸,但现今总体趋向应为侧重于针灸而忽视了调配药剂。现今开设的针灸培训课程也表征为短期的弊病,脱离了深邃的悠久文明。针灸文化很深邃,短期培训并没能把控深层的针灸本质。经过了培训后,学员只能接纳针灸常用性的技术,没能辨析深层的针灸特性。在某些情形下,针灸治疗应能获取期待中的实效;然而从整体看,并非利于持久的学术传承。深入拓展并传承针灸,不可依托于短期的单一性培训。

(二)在应用层次内,针灸缺失了可用性

某些中医没能拥有高水准的针灸技术,缺失深化的针对中医的领悟。这种状态下,也缺失了针灸被运用的必要价值。例如:受到内经启发,可借助针灸方式以此来诊疗超出 50 类的病症,这样即可获取最佳的针灸实效。再如:急救昏厥可选的方式包含按压穴位,急救性的针灸可获取相比于西医的持久效果。然而,若单纯从表观入手,即便掌控了技术步骤也并没能明晰中医的深邃内涵。现今针灸采纳的作用机制单纯侧重了表观的生理,缺失了充足理由。

(三)针灸采纳的手段并没能契合古代中医特有的诊治方式

中医针灸依循了全息理论及生理神经理论,理论支撑下的现今针灸也快速在进步。借助于针灸技术,医治了多样的杂症及疑难病症,多元化趋向下的针灸科目配备

了新颖的技术途径。由此可见,医学指引下的现代针灸确实能医治病痛,解决患者的难题。与此同时,现今针灸也设定了明晰的技术及方式,更能便于世界范畴内的医师掌控。但从本质来看,仍没能注重于传承独有的针灸观念,缺失了优良针灸成果的延展继承。

(四)在较大程度上,现今针灸脱离了必备的要领,背离这种要领

针灸学科依循的宗旨应为查看内在经脉,观察经脉的表征等。这种要旨应被用作针灸临床,发挥根本的指引价值。纵观现今多样的书籍,临床报道仍缺失了关乎这一根本机理的案例,很少依循经脉理论。再如:较多医师觉得,针刺补泻相比来看并没能发挥刺激量的同等价值,为此应能更侧重针刺带来的刺激量。只要吻合了刺激量的外在表观,即可有效予以医治。在这种认识下,日渐淡化了补泻应有的位置。临床工作更少注重于密切关联着针灸的传统文化,忽视了这种根基。

三、解析精髓的内涵

不断发展的各中医学科都不可脱离传承,针灸文化也亟待创新,增添新颖的医治内容。若没能真正传承精髓,针灸疗法就缺失了根基。国际化特定的视角下,更多人接纳了针灸,认同了针灸医治得出的成效性。更广范围的这种认同推进着针灸发展,用作诊治现今多发性的多样疾病。针灸根源于厚重的自身土壤,应能复兴传统文化并且增添了源泉性的推动力。由此可知,复兴中医针灸、传承精髓的针灸文化,要注重于如下层次的传承:

真心关爱病患:传统文化提供了厚重的针灸文化根基,文化孕育了针灸独有的机理及途径。在儒家影响下,针灸也拥有了自身多样的内涵。从根本来看,针灸并不单纯涵盖了必备的医治技术,更融汇了文化,密切整合了人文及针灸科学。在这样的引导下,针灸应能尊重并关爱患者,真正以人为本。凸显人文的特质,针灸学把病患视作最为珍贵的,肯定并尊重唯一性的生命价值。例如:古代记载下来的针灸书籍都含有关爱的内容。人命是最重要的,高于一切的财富。在针灸诊疗时,医师要轻声细语并心怀仁爱,诊疗可选的方式也应巧妙,注重减低病痛。古书之中记载:在筛选针灸医师时,若没能做到心地朴实、善良并且宽厚,是不可选作针灸医师的。患者把生命托付给了医师,针灸时要尤为谨慎,心怀厚重的职责感。

针灸时应能心怀宽厚,体现精湛医术。医治病痛者都应慈爱宽厚,致力提升总体的医术水准。唯有真心关爱万物、力求挽救病患的性命,才能拥有提升医术的根本动力。传承至今日,中医针灸仍不可脱离仁爱的关怀精神。若医师都能心怀仁爱,将会

缓和原本僵化及冷漠的医患关系。在这种基础上,重设了医患彼此优良的关系,真心关怀并体谅彼此。经常怀有仁爱的心意、精诚提升针灸医术,就消解了医患潜在性的彼此隔阂。现今的针灸推广中,倡导仁爱仍拥有必要的价值。符合常态的作息习性针灸要依循天人和谐这一根本思路,符合平日的作息。这是由于,人们平常作息都含有内在性的规律,不可打破规律。与此同时,机体也有着深层次的运转规律,人体的心跳、肠胃蠕动都依循了规律。针灸理论认为:人体依循了本身的调节机制,医治时唯有顺应了规律才可治好疾病。针灸要顺应根本的机体运转规律,操作手段都应是辩证的,顺应了机体表现出来的规律。先要探析深层的某一病因,而后逐渐予以攻克。

此外,针灸还不可忽视机体拥有的本身康复能力。致力于调节经脉,以此来激发机体自带的调节性。促进人体自我痊愈,协调整体性的内在机体。应当顺势采纳最必要的医治手段,例如针刺可调和阴阳双重的血气。针对不同表征的患者,都要筛选最合适用作针灸的某一手段。调节机体平衡,求得最为和谐的机体状态。阴阳平衡应被看作总体性的,顺应各时段不断变更的病情,这样才更能便于调控。机体没能表现出病症之前,就要预先予以针灸。这样做,激发了应变及抗病的机体自身能力,防控未来隐藏性的病症。从长久视角看,也减低了伤害性的疾病程度,这种针灸更适宜亚健康的现今各类群体。

凸显个性及灵活性 中医拥有独特的自身特性,能够观察病患的外在形态,深入体察了深层的内在病理。中医针灸凸显了更高层次的个性,为此也应增添灵活性。医治的进程要被设定为辩证性的,并不含有既定的某种规范。由此即可得知:中医针灸就要表现出灵活性,针对不同个性的病患来诊治。临床范围内的多样病症都含有某一外在的表征,各个阶段特有的病情也在不停变更。应当灵活应变,不可固守设定好的某一治疗方式。

中医在治疗时,既要把控根本性的针灸规律,又应贯穿医治流程的始终。病情是变化的,针灸方式也应随之而变动,个体化针灸拥有了灵活性。例如:书籍可查到的针灸方式并没能依循既定的路径,都提供了可参照的某一方法。出于灵活的考量,先要把控变动着的症状,而后才可对症予以针灸。这样做,灵活的针灸赢取了更多的诊疗时间,灵活性的针灸融汇了多样的机体器官,贯通了可选取的各类针灸方式。

依循天人和谐的总体思路 针灸以和为贵,注重天人合一。在中医理论内,若患有某一病症则可归结于紊乱及失常性的人体性能。阴阳失衡的状态下,中医针灸力求于矫正原本的失衡。调控某一衰弱的要素,强化另一要素,针刺等途径就激发了机体本就拥有的调节潜能。借助于针灸手段,重设了原先的机体平衡,回复和谐的状态。健

康的根本就在于调节,恢复机体的平衡

　　传承发展某一文化,这种基础上再去予以创新。若缺失了传承,中医文化将很难拥有持久的拓展性。在中医文化中,针灸应被看作重点,传承中医注重于传承根本性的这种精髓。中医针灸含有深层的认知,蕴藏养生的独特内涵。同时,中医针灸也拥有厚重的文化土壤。从现状来看,更多人接纳并认同了针灸特有的悠久文化。延续针灸文化、有序拓展原先的文化内涵,唯有如此才可传承精髓的中医针灸,从根本上推进医术更新及提升。针对中医针灸,应当传承针灸的精髓文化,结合时代不断更新并服务于民众。

　　作为传统医学,针灸根植于悠久性的中医文化,拥有本身的独特内涵。传统医学范围内的针灸应被看作珍贵遗产,现已归入非物质文化。从现状来看,针灸承载着厚重的传统文明,不应予以忽视。国际化状态下,西医辐射过来的较大影响日渐渗透于中医,潜在偏离了本源的价值理念。更多人日渐接纳了中医,然而中医趋向于迷失必备的方向,不得不予以反思。

　　现今针灸的较多医师没能吸纳传统性的精髓文化,缺失了医治病患必备的经典思路。有些医师觉得:针灸本质为物理性的某类疗法,它根植于神经节段必备的理论。从现有状态看,针灸仍单纯涵盖了神经痛、骨伤及运动性的障碍。针灸覆盖的现存范畴仍偏窄,减低了本该有的覆盖面,更不能够处置多样的疾病。西医多样的新颖医治手段含有红外辐射及电针,与之相比的针灸面临于绝迹失传的潜在隐患。针灸绝技例如针刺及祖传性的疗法没能寻找到适宜的传承者,也将濒临灭绝。在这种态势下,亟待回归原先的针灸文化,深入掘进深层次内的文化属性。针对更深层次,还应反观哲学性的针灸理论,解析本体的针灸内容。

　　"愈是民族的,也愈是世界的",国画、书法、京剧……对于中医针灸更是如此。2010 年 11 月 16 日,中医针灸被联合国教科文组织列入"人类非物质文化遗产代表作名录",体现了国际知识界对中医针灸这一传统医术的尊重和认可,有助于中医针灸的保护、传承及世界传播。同时,要清醒地认识到申遗成功只是为中医发展提供了一个良好契机,中医针灸的保护、传承和发展仍任重而道远。

　　在中医针灸的传播过程中,将其精髓完整地保存并传承,是责无旁贷的历史责任。应该说中医针灸传承"传什么",其内容是随着社会发展与中医学术发展的需求而变化、演进的,在不同时期具有不同的特点。但不管怎样,中医针灸文化传承之精髓应包括"仁、顺、活、和"四个方面。其中"仁"是基石,"顺"是手段,"活"是灵魂,"和"是目标。

（一）"仁"

中医针灸是在中国传统文化的沃土中孕育和发展起来的,深受中国传统文化儒家思想的浸润和影响。因此,就其本质而言,中医针灸不单纯是医学技术,其中更多地贯穿了文化的因素,具有科学与人文交融的特性。这也注定"以人为本、尊重生命"成为其最重要的伦理思想基础和最突出的人文学特征。正如《黄帝内经·宝命全形篇》所指出"天复地载,万物备悉,莫贵于人",将人之生命视为世上最贵之物,表现出对人的生命、价值、权利的尊重和肯定。

也正是因为"人命至重,贵于千金",明代汪机在《针灸问答》中提出:"夫医,仁术也"《灵枢·官能篇》也指出:"语徐而安静,手巧而心审谛者,可使行针艾。"晋代杨泉更明确指出:"夫医者,非仁爱之士,不可托也;非聪明答理,不可任也,非廉洁淳良,不可信也。"强调医者在诊疗疾病过程中,而对"健康所系,性命相托"之誓言和职责,应"仁"字当头,时有"如临深渊、如履薄冰"之感,切不可妄为。

"仁"不仅体现了对生命的关爱之心,更体现在对"大医精诚"的尊重和追求。正如唐代孙思邈在《备急千金要方·大医精诚》中所说"凡大医治病,必当安神定志,无欲无求,先发大慈恻隐之心,誓愿普救含灵之苦。若有疾厄来求者,不得问其贵贱贫富、长幼妍娃、怨亲善友、华夷愚智,普同一等,皆如至亲之想。"要求医者以慈悲为怀"笃志于仁,业精心诚",尽心尽力地救治病人。

受儒家伦理学影响,中医针灸视"仁心""仁人""仁术"为行医的三大要素,认为只有"心存仁义之心"的"仁爱之人",才能将医学真正变成济世活人的"仁术",才能真正达到"上以疗君亲之疾,下以救贫贱之厄,中以保身长全"的目的,才能尽到医者"上以治民,下以治身,使百姓无病,上下和亲,德泽下流,子孙无忧"的职责。

时至今日,"仁"的传承和发扬,对缓解当今医患关系的冷漠、紧张的现状,重新构筑良好和谐的医患关系有极为重要的现实意义。

（二）"顺"

中医针灸主张天人合一,"人以天地之气生,四时之法成",人的生活习惯应该符合自然界规律。与自然界一样,人体的生息出入均有一定的节律(如心跳、肠鸣、胃蠕动、月经来潮等),顺之则人和,逆之则人病。同时,中医针灸认为人是一个具有"自和""自制"调控机制的有机体。

因此,中医针灸以"顺"为手段,其辨证施治乃至具体的操作,都含有"顺势"的内在特性四。临证治疗时,一方面针对病因及病之所在进行攻逐克伐;另一方面立足于人固有的自愈能力,注重通过经络来激发和调动人体自身的生生之气,以推动机体趋向于整体协调。同时,更强调顺势而治,尽可能选择与患者阴阳气血活动特性相顺应的针刺手法,来调动机体本身的调节能力,以"调"求"和",而达到整体"阴平阳秘",实现祛病健身的口的。正如张介宾指出的"为治之道顺而已",也只有顺应机体的病情变化进行相应的调节,才不致犯虚虚实实之戒。

中医针灸"顺势而治"的特性凸现了针灸"治未病"的特点和潜力,如明代高武在《针灸聚英》中提出"逆针灸"的概念,其中"无病而先针灸曰逆。逆,未至而迎之也",主张在机体无病或疾病发生之前,预先应用针灸方法,激发经络之气,以增强机体的抗病与应变能力,从而防止疾病的发生,减轻疾病的损害程度。窦材在《扁鹊心书》也提出:"人无病时,常灸关元、气海、命门、中院,虽未得长生,亦可保百年寿矣。"在压力倍增的当下,以亚健康人群为切入点,能更好地发挥中医针灸"治未病"的优势。

(三)"活"

《灵枢·本神》:"用针者,察观病人之态,以知精神魂魄之存亡得失之意,"中医针灸最具特色、最能体现个体化治疗的就是辨证论治,这是中医思维的灵魂和关键所在。辨证论治的特色及深奥就在于其非规范化,在不规范中掌握事物的发展方向和规律。因此,有了辨证论治,中医针灸诊病就突出了一个"活"泉"同病异治,异病同治"就是其临证灵活性的最好诠释。

临床上任何一种疾病,在其整个病程中都是变化多端的,每个阶段都有其当时的病机特点。因此,中医针灸以整体观念为指导思想,在治疗上曲应其变,既不是固执成方,也不是以一方贯穿疾病的始终,而是随着疾病的动态变化,方随证变,进行灵活的个体化治疗。在各种书刊所载的中医针灸处方,或用穴列举,仅是辨证论治的提示和参考,并非必须遵循的机械规定。同样,也正是因为中医针灸诊病的灵活性和创造性,许多已知或未知的疾病,只要有症状,医者均可制订出诊疗方案,为及时挽救患者赢得时间,这正是中医针灸最大的特色之一。

同时,中医针灸诊病又有一定规律性,诊病之灵活性并不意味着随意性和不可预料性。之所以《灵枢·刺节真邪篇》说"用针者,必先察其经络之实虚",是因为人体疾病万变不离其宗,都由经络传变"知十二经脉之道,则阴阳明,表里悉,气血分,虚实见,天道之逆从可察,邪正之安危可辨"(《类经》)。所以,对辨证论治而言,经络具有提纲挈领的意义,抓住了经络即抓住了疾病之纲。"活"是灵魂,体现了中医针灸对整体的把握与对个体的尊重统一。

（四）"和"

《灵枢·九针十二原》言"迎之随之，以意和之，针道毕矣"，故"以和为贵"是中医针灸的思维模式，认为疾病的发生从根本上讲是因为人体机能的紊乱、阴阳的失"和"，即阴阳的相对平衡遭到破坏，出现偏胜或偏衰的结果。正如《灵枢·根结》所言"用针之要，在于知调，调阴与阳"，中医针灸治病的关键在于调节阴阳的偏盛偏衰，通过对机体相应经穴的良性刺激来调动和发挥机体"自和"潜能，使阴阳偏盛偏衰的病理变化重新建立"和谐"均衡的态势，复归于平衡协调的正常状态。

中医针灸认为健康的本质是"和谐"，即天人和、心身和、气血和。对待疾病讲求的是"三分治、七分养"，提倡一定程度地"善待"疾病，就像人类的生存需要和平共处，不需要战争一样。健康需要和谐的体内外环境，而不需要太多的对抗治疗，真正战胜疾病还是要靠人体体内自身的抗病能力。也就是说，中医针灸的治病特点，不是直接消火或祛除病菌，而是通过改变机体的微环境，使得致病因子失去生存、繁殖的条件而间接地治疗疾病。调和阴阳，和谐天人关系正是中医针灸预防和解决人体疾病的不二途径和最终目标。

任何一门学科的创新和发展，都离不开传承，否则便会沦为无源之水，中医针灸也概莫能外。所幸的是，如今，中医针灸所蕴含的认知方式、价值取向、养生理念乃至具体的诊疗手段被越来越多的人所理解、认同和接受，这有助于从文化层面促进中医针灸的传承和发展。其文化精髓"仁、顺、活、和"，是中医针灸赖以生存和延续的土壤，既担负着复兴中国传统文化的先锋角色，也担负着推动中医药事业发展的重任，更是医术创新和发展的源泉和动力。所以，从某种意义上说，中医针灸文化精髓的传承和发展是一项利在当代、功在千秋的自信自强工程。

第四节　道藏中的针灸学

《道藏》是道家和与道家有关各类著作集大成，是道教的经典著作。通常所说的"道藏"，是指明代编成的《正统道藏》和《万历续道藏》，也统称"明道藏"。所谓《正统道藏》是明代正统年间的版本，共5305卷，《万历续道藏》则是明代万历年间刊印的道藏增补本，共180卷。1923至1926年间涵芬楼缩印了该书；1988年由文物出版社、上海书店、天津古籍出版社共同整理影印，装订为36册，题名为《道藏》。《道藏》和《大藏经》《四库全书》同为中华文化遗产的宝库，其思想文化内涵，大大超出宗教范畴，富含多方面的学术文化价值,堪称一部巨型的中国思想文化史丛书,不仅为研究道教所必需,对研究中国传统文化也十分重要,值得全面研究。而《道藏》分别大量收录了医经、养生、内丹、方剂、养性等各类医药文献,其中有些医书属于孤本、珍本、秘本而仅存于《道藏》中。《道藏》中的医学内容全面系统,有的医书是中医药学领域的重要著作。

中医学理论在形成过程中受到了中国传统文化的孕育及滋养,其中,以道教文化与中医学的关系最为密切。所谓"古之初为道者,莫不兼修医术",因此自古就有"医道通仙道""十道九医"的说法。鲁迅曾说:"中国根柢全在道教……以此读史,有多种问题可迎刃而解。"梁漱溟曾言:"试翻开古医经一看,便晓得中医原从道家来。"

中医学和道教在创立发展过程中,都汲取了先秦诸子的哲学思想,把天人相应、阴阳五行、精气神等学说融入自身理论体系中,由此构建起各自的理论框架;巫术、秦汉方仙道士的实践活动,也为中医学、道教的传播及发展提供了良好的机会。就中医而言,以易学思想和老庄为核心的道家思想的影响尤为深远,如《道德经》中"万物负阴而抱阳,冲气以为和""载营魄抱一"的阴阳不离思想,影响了以《黄帝内经》为基础的整个中医学理论体系;《素问·上古天真论》中所提到"恬淡虚无,真气从之"源于老庄的虚静思想,"美其食,任其服,乐其俗,高下不相慕,其民故曰朴"源于老子所推崇的朴实真挚的理想状态等等。同时,医道两家在各自发展过程中,一方面,道家出于宗教信仰与目的的需要,以医传道、借医弘道,不断"援医入道";另一方面,传统医学也不断汲取、借鉴道教中的医学养生思想与成就,许多医家也"援道入医"。因此,在长达一千多年的历史发展过程中,道教与传统医学之间形成了一个相互影响、相互融通的双向发展机制。所以,深入研究中国传统医学与道教的内在关系,对道教中的医学、养生等内容进行全面系统地剖析,不仅具有重要的现实意义,而且还有较高的理论学术价值。

针灸作为中医学的重要组成部分,同样受到了道家思想的深刻影响。针灸疗法中从经络穴位、针刺工具到治疗原则,都是在老庄哲学思想的启迪下发现或制定的。如在老庄"天人相应"思想的启迪下发现了人体的经脉、穴位和创制了九针;《灵枢·九针十二原》中关于针刺的治疗原则,也是根据老子"天之道,损有余而补不足"而制定的;针灸学中许多穴位的命名都体现出浓厚的道家思想,如关元穴源于老子的"玄之又玄,众妙之门",古时"玄"与"元"相通,该穴是古代道教养生家秘守之穴;百会穴,其穴在人体头顶正中最高处,道家认为天脑者,一身之宗,百神之会,故取名为"百会"。此外,如子午流注、灵龟八法、飞腾八法等一系列时间针法,都是根据太极、八卦、河图等道家思想而发明的。可以说道家哲学思想是古代针灸学的指导思想。古代著名的

医生也多为道家,如王冰、皇甫谧、孙思邈、鲍姑、葛洪、马丹阳等,他们都对针灸学做出了杰出贡献。胡孚深认为:道教医药学大致包括三个部分的内容,其核心部分是仙药、本草、医方及针灸等,大致范围相当于现代的中医学。

《道藏》中的各种典籍,都按"三洞""四辅""十二类"分类方法编排,这种分类对于研究古代道经的渊源是很有用的,但对于分学科研究则不甚方便。唐代以后,还有其他分类方法,近现代更有进行新的分类尝试者,如陈樱宁的十四类、丁培仁的十类、朱越利的十五部三十三类等分类方法。此外《中华道藏》《道藏举要》《道藏提要》等大型丛书也在编纂实践中从不同侧面对《道藏》分类进行了改进。例如《中华道藏》根据当代道教的特点,增加"道教论集"等有时代特色的分类。但道教千余年的发展使得《道藏》典籍内容极为丰富,不可能指望一种分类方法就能全面反映其内容及价值,因此配套的专题检索书目必不可少。

一、《道藏》中的医学研究

《内经》是我国现存最早的一部医学典籍,为先秦至西汉医学经验和理论的总结。该书全面论述了中医学的思维方法,人与自然的关系,人体的生理、病理及疾病的诊断、防治等,不但为中医学理论体系的确立奠定了基础,同时也是中医学在理论与实践方面继续发展的基石,因此被后世尊为"医家之宗"。

《难经》内容包括脉诊、经络、脏腑、阴阳、病因、病理、营卫、输穴、针刺等基础理论,同时也列述了一些病证。该书以基础理论为主,结合部分临床医学,在基础理论中更以脉诊、脏腑、经脉、腧穴为重点。书中对命门和三焦的学术见解以及所论七冲门和八会等名目,丰富和发展了中医学的理论体系。该书还明确提出"伤寒有五"(包括中风、伤寒、湿温、热病、温病),并对五脏之积,泻痢等病多有阐发,为后世医家所重视。全书内容简扼,辨析精微,在中医学典籍中常与《内经》并提,被认为是最重要的古典医籍之一。

《肘后备急方》书名的意思是常常备在肘后的应急书,为我国较早的医学著作之一。书中内容包括内科、外科、传染性热病、寄生虫病、五官、妇、儿等,不少医例开创我国医学记录之先声。如以水渍青高汁治疟疾;以狂犬脑敷被咬者之伤口治狂犬病;对"尸嚓"(肺结核病)传染性的描述;对"虏疮"(天花)、"黄虏病"(急性黄疸性肝炎)、"乳痈"(急性乳腺炎)的病因、症状、治疗的记载等。

《千金要方》是我国第一部医学百科全书,该书详尽地记载了唐以前主要医书著作的医论、医方、诊法、治法、食养等多方面的内容。其首篇所列的《大医精诚》《大医习业》,是中医伦理学的基础;其妇、儿科专卷的论述,奠定了宋代妇、儿科独立的基础;其治内科病提倡以脏腑寒热虚实为纲,与现代医学按系统分类有相似之处,其中将飞尸鬼疰(类似肺结核病)归入肺脏证治,提出霍乱因饮食而起,以及对附骨疽(骨关节结核)好发部位的描述、消渴与痈疽关系的记载,均显示了很高的认识水平等。因此,《千金要方》素为后世医学家所重视。

此外,《道藏》中还收录了养生学、药物学、临证各科等著作,为我们研究古代养生、药物及治疗疾病提供了重要资料,如《养性延命录》为现存第一部养生学专著,保存了很多先秦至魏晋时期养生学资料,既涉及《老子》《庄子》《列子》等道家经典,也收录了《黄帝内经·素问》《名医论》《导引经》等医书及养生著作。《图经衍义本草》正文 42 卷共收药 1042 种,各药都列明详细的产地、图形,并有详细的性能,广引《图经》《唐本草》《外台秘要》《圣惠方》《经验方》《千金方》《肘后备急方》《齐民要术》《药性论》等上百种医方书。同时,还引入了陶弘景、孙思邈、青霞子等道教名医的论述,都有注释和辩证,具有很高的理论和运用价值《太上灵宝芝草品》篇内列举 127 种灵芝草药图,并附短文介绍药产地、形状、药性等“《急救仙方》是一部杂收疮疡、痔科、儿科等方的济急便用的综合性方书;明代赵宜真编撰的《仙传外科秘方》书中所收 400 余方,除传统验方外,更广采多种民间验方,为一部有临床实用价值之外科专著《黄庭内景五脏六腑补泻图》以脏腑之生理、病理为经,保健养生治疗为纬,重建了六气配脏腑系统,对脏腑学说的研究有重要贡献,且此书仅存于《道藏》。

同时许多古籍虽不是医学专著,但其篇节专论中医,如《太平经》是《道藏》收录的最古老的一部道教经典,也是一部重要的医学著作,包括医学理论和治疗方法两大部分。其中医学理论部分可分为阴阳学说、脏腑学说、精气神学说,治疗方法部分则分为药物治疗、针灸治疗和内丹养生等;《修真十书·黄庭内景玉经注》亦论及脏腑理论,是十分重要的道教和中医药学著作葛洪的《抱朴子》分为《内篇》和《外篇》,《外篇》50卷,主要讲述儒家的处世之道,《内篇》20 卷,主要论述道教理论,其中所蕴含的医学方面的内容也十分丰富;《太清中黄真经》主旨是从医学理论推导出休粮服气、养生长寿乃至长生成仙的修炼理论,其中有关医学和养生学方面的内容甚多,所以可以称之为道教医学的理论著作。

二、道学与针灸学的渊源

所谓道学,是指中国传统文化中以老子的道的学说为理论支柱的整个文化系统,其中包括道家的哲学文化,道教的宗教文化,以及丹道的生命科学文化。道家是春秋

时期以老子著《道德经》为代表创立的以道为理论基础的思想派别。道教则是东汉张陵首先创立的以道为最高信仰的宗教。二者皆以老子的道为根基,道家是道教的哲学支柱,道教是道家的宗教形式。而丹道即仙学,分为外丹学和内丹学,是根据道的学说追求体道合真的仙人境界的学问。

英国科学家李约瑟在《中国科学技术史》一书中曾指出:"道家对自然的观察和推想,奠定了中国科学的基础。"中医属于科技的范畴,而针灸学也属于科技的范畴。古代著名的针灸医家多与道家有着密切联系,因此道家所奉行的老庄思想也对针灸学的形成与发展产生了深远的影响。下面笔者对道学与针灸学的渊源作一探讨。

(一)古代道医对针灸学的贡献

西晋道医皇甫谧因屡受疾病之苦,立志学医,对医学尤其针灸学倾注了毕生心力。其所著《黄帝三部针灸甲乙经》简称《针灸甲乙经》,是中国现存第一部针灸学专著,该书根据《素问》《灵枢》及《明堂孔穴针灸治要》三部书的内容,总结秦汉三国以来针灸学方面的成就,并结合皇甫谧自身的临证经验混合编纂而成,被称为我国针灸历史上具有划时代意义的理论和学术的总结。

晋代葛洪之妻鲍姑是我国历史上第一位女灸学家。《鲍姑祠记》载有:"越冈天产之艾,以灸人身赘瘤,一灼即消除无有,历年久而所惠多。"鲍姑精于灸法,尤以治赘瘤而闻名。她的灸法对葛洪产生了很大的帮助和启发。葛洪的《肘后备急方》中载有医方109条,单灸方就达99条,书中对灸法的疗效、操作方法、宜忌等都有着较详细的阐述,所以后世道家医学家多以灸法见长。

南北朝时期著名道医陶弘景精于针灸、医药和养生术,其所著道书《真浩》中载有针灸诸法及道家针灸特有的输穴。

隋末唐初的道医杨上善,他对针灸学的贡献是多方面的,其所著的《黄帝内经太素》是目前已知最早的《灵枢》诊释注本,书中对针灸学中的经络理论、刺灸法则及临床刺治多所诊注;其所著的《黄帝内经明堂》是继《明堂孔穴针灸治要》后的另一种《黄帝明堂经》传本,为现存已知最早的腧穴学专著,书中对全身经穴都做了详细解释。两书合璧,则是一完整的针灸系列教材,对于启迪后学、开拓思路而大有裨益。

唐代著名的道教医家孙思邈,全面精通医药,除对方剂、本草等方面有巨大贡献外,在针灸方面也有显著的成就。其所著《千金要方》和《千金翼方》两书均有专论针灸的部分,其中《要方》所载针灸处方千余条,《方》所载针灸方600余条。除其孙氏本人的医疗经验之外,还保存了许多已亡佚的针灸文献资料,如甄权所著的《针方》《明堂三人图》《针经钞》等多种,对唐代以后针灸学的发展产生了深远的影响。正如《千金针灸临床类编》一书评价为："在针灸医学发展史上，如果说《内经》是第一里程碑，《甲乙经》意味着第二里程碑的话，那么，《千金要方》《千金翼方》应当属于第三里程碑了。"

唐代道医王冰在其撰成的《黄帝内经素问》注序中说道："冰弱龄慕道，夙好养生"。又撰写了《玄珠密语》一书，宋代已佚。他在注释《素问》时，将全元起本中的第九卷《上古天真论》移至卷首，同时又增补了运气七篇大论，且将《针经》称为《灵枢》，从此《灵枢》书名一直沿用至今。

金元四大家之首的刘完素是一位道医，其所著的《素问病机气宜保命集》和《素问玄机原病式》中记载了五输穴、通经接气法、泻血疗法等的应用。他在针灸治疗疾病方面颇有造诣，将药物攻补理论和针灸学术相结合，但又不偏颇于寒凉攻泻，这一独特的针灸治疗方法也为针灸临床治疗填补了空白。

宋代道医王怀隐所主编的《太平圣惠方》中，第99卷以论述针法为主、第100卷为灸法专论，书中保存了不少已亡佚的文献，如《山眺针灸经》《针经钞》以及宋代以前许多灸法专著的内容。同时书中大量保留了古针灸经穴图，是我国最早的针灸图之一。此外，对取穴法、经外奇穴、针灸宜忌、小儿急诊灸治等均作了较多的补充说明，从而丰富和发展了针灸学理论宝库。

金元时期全真道医马丹阳，精于针灸，他认为"三百六十穴，不出十二诀"，提出只要掌握足三里、曲池、合谷、内庭、委中、承山、太冲、环跳、阳陵泉、昆仑、列缺、通里十二个常用输穴，可以治愈全身多种病症，即针灸学上著名的"马丹阳十二诀"。此外，还首创了"合担用法担、合截用法截"的担截配穴法，即后世所谓的单双上下配穴法。

成书于元末明初的《针灸神书》又名《琼瑶发明神书》，其作者为兼通针术的道人。该书除论述经络气血流注、穴位分布尺寸、十四经穴歌诀等以外，重点阐述了各种针刺手法操作及其具体应用，其中值得一提的是，书中首创了两个治疗法，包括首创针刺汗、吐、下法和独创气上、气下、升阳、升阴四大针刺手法。此外，对70余种病症的针刺取穴、手法都予以详细说明。该书具有较高的文献和临床价值。

明太祖朱元璋的第十七子朱权弃政修道，所著《寿域神方》记载了艾卷灸法，即"用纸实卷艾，以纸隔之，点穴于隔纸上，用力实按之，待腹内觉热、汗出，即差。"启迪了后世医学家发明了雷火神针、太乙神针等施灸法。

明代有"医道名闻天下"之称的针灸医家凌云，其著有《子午流注图说》《经学会宗》《凌氏汉章针灸全书》《凌门传授铜人指穴》《流注辨惑》等，《明史》称为"海内称针法者，曰归安凌氏"。

杨继洲是明代一位具有深厚道家思想的针灸医家,早年曾撰写《卫生针灸玄机秘要》,该书不仅载有很多针灸内容,还包含了许多导引方法及道家学说。此书后经靳贤等整理补充,更名为《针灸大成》,此专著也被誉为是针灸学发展史上的第三次总结,也是现今教材《针灸学》编写的主要依据。

三、《道藏》中的针灸文献整理

《道藏》中的医药、卫生书籍主要分为五个方面:中医基础理论、草药与方书、气功、性科学及其他疗法。其中气功类书籍所占比例超过50%,而气功类书籍中又以内丹书籍为主。

《道藏》中医学、卫生分类书籍共408部,其中医学专著共有16部,有9部涉及针灸学内容;而非医学专著共有392部,其中气功类与性科学类均涉及针灸学中的经络、腧穴等。

(一)医学专著

1. 内经

《黄帝内经》一书中用大量篇幅论述了针灸学的内容,其所论述的针灸理论对后世针灸理论体系的发展产生了深远的影响,成为针灸各家学说的共同学术渊源和理论基础。

2. 黄帝内经素问补注释文

《道藏》收录了《素问》4种版本,分别是王冰次注、北宋林亿等校正的《黄帝内经素问补注释文》50卷,《黄帝内经素问遗篇》5卷,刘温舒所撰的《素问入式运气论奥》3卷和《素问六气玄珠密语》17卷,其中《黄帝内经素问补注释文》至今仍被视为影响最大的通行本。经初步统计,王冰注文(除七篇大论)有3000余条,其中约952条涉及针灸,所占比例为32%,由此可见,王冰对针灸理论的理解颇深。其特点有以下几方面:

以"经"释"经",探微析奥。在病机、病候的注释方面,王冰多以经络学说为理论基础。如《刺热》《刺疟》《风论》《痹论》《论》《缪刺论》等篇,多运用经脉、络脉、经筋、经别等循行来解释其发病机理,使其便于后世医家对经文的理解和应用。如《刺热》篇曰:"肝热病者,小便先黄,腹痛多卧身热",王冰注:"肝之脉,环阴器,抵少腹而上,故小便不通先黄,腹痛多卧也,寒薄生热,身故热焉。"

广征博引,汇存文献。王冰注解《素问》,除参考了《甲乙经》之外,还引用了《针经》《经脉流注孔穴图经》《真骨》《中浩孔穴图经》等书,将《素问》经文与它书腧穴内容相结合,从而保留了部分今已失传的输穴,使《素问》腧穴内容趋于完善。如《素问·气府论》

云:"侠背以下至民尾二十一节,十五间各一",王冰注:"十五间各一者,今《中浩孔穴图经》所存者十三穴,左右共二十六,谓附分、魄户、神堂、譩譆、隔关、魂门、阳纲、意舍、胃仓、育门、志室、胞育、秩边十三也。"但《黄帝内经太素》对此并无记载。

同时,倡导"同身寸"为主的正确取穴法,如《素问·气穴论》注:"关元者,小肠募也,在脐下同身寸之三寸",并校正了一些腧穴的位置,如《甲乙经》认为"天突在喉结下五寸",而《素问·气穴论》注则是:"天突在颈结喉下,同身寸之四寸,中央宛宛中,任脉之会",从而为提高针灸临床效果起到了促进作用。

独到阐释,拓展医理。在经脉理论方面,《素问·骨空论》云:"任脉为病,男子内结七病,女子带下瘕聚。冲脉为病,逆气里急。督脉为病,脊强反折。"王冰注:"任脉、冲脉、督脉者,一源而三歧也,故经或谓冲脉为督脉也。"首次提出冲任督三脉"一源三歧"的理论,从而扩大了奇经八脉理论对临床的指导作用。

在治神方面,提出"专其精神,寂无动乱",即术者针刺时应注意力集中,只有这样,才能做到"静意视息,以义斟酌,观所调适经脉之变易尔",即术者静下心来,注意病人呼吸及脉象的变化,才能抓住气血的微妙变化,从而及时采取相应的治疗措施,取得"云随风卷、日丽天明"较好的疗效。

在候气方面,提出"审其病藏,以期其气而刺之",即针刺时要候所病脏腑的经气;同时强调在行补泻手法时也应注意候气,如"谨候其气之所在而刺之,此所谓补泻之时也"。

在补泻方面,《素问·离合真邪论》云"吸则内针,无令气性,静以久留,无令邪布,吸则转针,以得气为故,候呼引针,呼尽乃去,大气皆出,故命曰泻。"王冰在注释该文时认为"经脉不满,邪气无所排遣",因此"先补真气令足,后乃泻出其泻矣",强调"先补后泻"在临床中的重要意义;对徐疾补泻、开阖补泻的注释也非常精辟。如《素问·针解篇》曰:"徐而疾则实者,徐出针而疾按之。疾而徐则虚者,疾出针而徐按之。"王冰注:"徐出,谓得经气已久,乃出之。疾按,谓针出穴已,速疾按之,则真气不泄,经脉气全,故徐而疾乃实也。疾出针,谓针入穴已,至于经脉,即疾出之。徐按,谓针出穴已,徐缓按之,则邪气得泄,精气复固,故疾而徐乃虚也。"《素问·刺志论》曰:"入实者,左手开针空也;入虚者,左手闭针空也。"王冰注:"实者左手开针空以泻之,虚者左手闭针空以补之也。"

此外,由于王冰深受道家思想的影响,因此他在注文中渗入了不少这种思想。如《汤液醪醴论》曰:"帝曰:何谓神不使? 岐伯曰:针石道也。精神不进,志意不治,故病不可愈。"王冰注:"言神不能使针石之妙用也。何者? 志意违背于师尔故也。动离于

道,耗散天真故尔。"该句是对"神"的论述,且提到"道",均属道家范畴。

《脉要精微论》曰:"补泻勿失,与天地如一。"王冰注:"有余者泻之,不足者补之,是则应天地之常道也。然天地之道,损有余而补不足,是法天地之道也,补泻之宜工切审之,其治气亦然。"该处注文源于《老子》中的"有余者损之,不足者补之,天之道,损有余而补不足"。

总之,王冰次注《素问》有关针灸学的方面对后世颇有影响力。从经络、腧穴、针刺治疗原则到病症的治疗等都做了详尽的注释,多有创获,故被历代针灸医家所推崇。明代医家张介宾在其《类经》中多取其说,如王冰在有关脑户穴的注文中说道:"脑户,穴名也。在枕骨上,通于脑中。然脑为髓之海,真气之所聚,针入脑则真气泄,故立死。"随后张介宾在其注文中也提到:"脑户,督脉穴,在枕骨上,通于脑中。脑为髓海,乃元阳真气之所聚,针入脑则真气泄,故立死。"明代医家汪机在《针灸问对》序言中写道:"取《灵枢》《素》《难》及诸家针灸之书,穷搜博览,遇有论及针灸者,日逐笔录……设为问难以著明之。"在有关经病针刺、呼吸补泻等论述中,均有引用王冰注文,可见深受其影响。其他如徐凤《针灸大全》中的"下针十四法",杨继洲《针灸大成》的"下手八法"等,也是在继承了《内经》理论的基础上有所创新,但都无不受王冰注文的影响。

第五节　民国针灸学

民国时期是中医针灸学发展历史上的低谷,西方医学的大规模传入对中医学造成了很大冲击,同时民国政府又采取了一系列限制与排斥中医的政策,因此针灸学的发展日渐式微,举步维艰。为在逆境中求得生存与发展,同时顺应当时全社会崇尚西方科技、追求科学实证的学术思潮,针灸学讲义与传统针灸著作相比,"重术"特点比较明显。

一、民国针灸学讲义"重术"特点

(一)重视针灸技术的操作要素

许多民国时期针灸著作,尤其是当时一些针灸培训学校的讲义,仅从框架结构上看,它们与传统著作的差别就一目了然。这些著作在体例上多将针治与灸治分开,内容上以针灸的操作技术为重点,并将这些内容置于较前的章节,详细围绕操作相关要素展开论述,包括针与灸的器具、消毒方法、刺激手法、注意事项、适应证、禁忌证等,而这些作者多为中西汇通医家,受西方科学尤其是日本明治维新以来针灸学发展的影响较深。

1. 详述针灸器具的制作与保存

针具或灸具是医者进行针灸治疗时所借助的工具,是实际操作中不可或缺的部分,因此,注重实用的民国针灸著作对此给予了较多笔墨。如1931年由日本译入我国的《高等针灸学讲义》"针治学"有"针之种类""针科之派别与针之构造""针之选择及保存法";"灸治学"中有"灸术之种类""艾叶谈""艾灸之大小及壮数之决定",均独立成节。1931年承淡安《中国针灸治疗学》专设"手术"篇,下列"针之施用与设制""灸之施用与设制"两章,叙述"针之制造、针之形式、藏针法""艾之选择、艾绒之制造、艾灶之大小与灸法"等内容。1933年周伯勤《中国针灸科学》第二篇"手术"第一章即为"针灸之施用与设备",下有"针之制造""针之形式""灸之种类";民国广东光汉中医专科学校讲义《实验针灸学》"针治术"第一章"针之研究"有"针之种类""针之制造""针之选择与保存""针之大小长短""灸治术"篇有"艾之选择""艾绒之制造""艾柱之大小及壮数之决定"。可见,民国时期一些讲义对针灸工具的描述甚为细致,其中有些篇目在用词、叙述方式上与《高等针灸学讲义》如出一辙,可以推测它们受到该书的影响。

2. 详述针与灸的操作步骤与方法

除了对针具或灸具的全面阐述,民国针灸学讲义另一特点是从针刺预备、消毒、进针到针刺方向、补泻手法、出针以及折针、晕针处理、练针方法等全面叙述,宛如老师在课堂上给初学者讲述针灸操作的整个流程。如1923年赵熙《针灸传真》卷一有"切法""进针姿势""进针法""循法""进针后之补泻法""消针毒""制艾""装艾""搓艾灶""燃艾"等节。《高等针灸学讲义》"尸针治学"有"刺针法"(燃针法、打针法、管针法)"刺针之押手""刺针之方向""针术之手技""刺针之练习""拔针困难时之处置"等节,"灸治学"有"艾灸之大小及其壮数之决定""施灸点之决定及取穴法";承淡安《中国针灸学讲义》有"刺针之练习""刺针之方式(打入式、插入式、捻入式)""刺针之方向""刺针前之准备与注意""进针后之手技""出针之手技"……"出针困难之处置""针治之禁忌"等。民国广东光汉中医专科学校讲义《实验针灸学》有"刺针之方向""刺针之押手""针术之消毒""刺针之深浅"……"针后之肿痛出血之补救法""拔针法""针难出穴之原因与办法""折针及其处置法"等节。

此外,受日本影响,民国针灸著作中出现将针灸术称为"手术"的现象,借用西医

"手术"一词,更直观地表明当时对针灸操作的重视。如早在 1892 年日本大久保适斋著《针治新书(治疗篇、解剖篇、手术篇)》,我国周伯勤《中国针灸科学》第二篇为"手术",承淡安《中国针灸治疗学》有"经穴""手术""治疗"三篇,"经穴"下又设"手术"一项,叙述该腧穴的针法或灸法。

可见,民国针灸学较重视针灸技术操作,一些针灸著作将针灸工具、操作方法和步骤等细致阐述,内容切于实用,这与针灸医疗本身是一种操作手法的特点吻合,且因为当时一些培训学校采取通函培训方式,所以编撰讲义时必须将针灸操作的相关要素阐述清楚,以便于有志于此的初学者学习和实践。与明清时期针灸著作叙述针刺手法的繁杂玄隐、强调"阴阳""龙虎""九六术数"等不同,民国时期的阐述更加客观务实、可行性强。

二、重视腧穴定位,淡化经络理论

经络理论是针灸学的核心理论,自西医东传以来,中西汇通医家不断尝试从循环、神经系统或其他管索状结构寻找与经络相符的实体结构,但均未能如愿,经络学说也因此遭受各种质疑。针灸治病是通过针具与艾灸刺激身体上的特定部位,这些部位被称为腧穴。在民国时期重科学、实证的学术氛围下,腧穴有形的解剖结构受重视,对经络理论则明显淡化,甚至回避,这相较于以往针灸著作是一种明显变化。

民国针灸讲义多将腧穴设为独立、专门的重点章节,有的称"经穴之考证",有的称"经穴学",有的称"孔穴学"。如 1927 年周仲房《针灸学讲义》有"经穴之考证",下分"脏腑十二经穴起比歌""手太阴肺经(凡十一穴,共二十二穴)""肺经诸穴歌""肺经诸穴分寸歌""肺经诸穴之解释",但经络理论没有独立专篇,各条经脉循行条文隐含于经穴考证章节下。

《中国针灸治疗学》与该书很相似,"经穴之考证"亦为重点章节,但删除了经脉循行条文,没有涉及经络理论内容,进一步淡化了传统经络理论。1930 年张俊义编《温灸学讲义》受日本文部省审定腧穴的影响,设"孔穴学"为单独一章,《高等针灸学讲义》分为六册,"经穴学孔穴学"独立为一册,上述两书均没有涉及经络理论。"中国针灸学讲义尸经穴学"亦为独立篇章。以上所举是民国一些代表性针灸学讲义,能大致反映当时针灸学的发展概貌。

我国对腧穴增加解剖结构也始于民国时期,这最初是受日本译著的影响。1915年译入的《最新实习西法针灸》是民国较早译入我国的针灸著作,该书"经穴解剖学"的"绪言"叙述了要改变只记穴名、不知解剖的状况:"经穴云者,不过于人身表而假定某某名称,使便于记忆而已,而其最要者,固莫如根本医学之系统解剖学,为近世针灸家所必修习者也。顾自来习是术者,大都以论穴道为便,进以解剖学多茫然不辨,故以经穴解剖相提并论焉"。《高等针灸学讲义》对经穴解剖也重视,其序曰:"本书博采旁搜,悉本科学首述位置,明经穴部位之所在也。次解剖的部位,记主穴与神经、血管之关系也"。此后,我国许多医家,如承淡安、曾天治、赵尔康等均受日本做法影响,所著针灸学讲义等内容。

经络理论迄今最早记载见于马王堆帛书、张家山汉简等出土文献,完善于《灵枢·经脉》篇。据现代学者考证,经络理论有两种模式,一是向心型模式,经脉向心模式的理论,表达针灸刺激与效应的联系基础与规律;一是循环型模式,经脉循环模式的理论,说明机体结构与功能的整体协调原理。可见,经脉是针灸效应或人体功能的原理解释,偏于说理之道,而腧穴为针灸刺激部位,更偏于触之可及的有形结构,与针灸操作也息息相关,所以淡化经络,重视腧穴也是民国针灸学重客观实证之"重术"表现之一。

三、将针灸机制按刺激方式分类,注重科学实证

西学东传时期,受西医影响较大的一些日本医家"否定经络学说,对于经络的存在问题,认为是有疑问的事实",转而观察针或灸的不同刺激方法与刺激强度对神经、血管、内脏功能等产生的实际效应,并按照针与灸的不同作用类型,将它们的机制分别进行论述。科学试验方法的引入也是当时针灸研究的新做法,借助实验室白细胞、血压、肠蠕动等实测数据的变化阐释针灸机制。如《高等针灸学讲义》将针刺作用分为三类:"针以治愈疾病,其作用有三,第一兴奋作用,第二制比作用(镇静或镇痛作用),第三诱导作用……兴奋作用,刺激交感神经以回复其机能……制比作用之手术,目的在强刺激,应用雀啄术,或置针术、歇啄术等为要;诱导作用,隔离患部而从其他部位刺针以刺激末梢神经,引起血管、神经作用,导血液于其部位""灸之生理作用"分为"诱导刺激法、直接刺激法和反射刺激法"。承淡安《中国针灸学讲义》与《高等针灸学讲义》相承,其后曾天治、罗兆据、赵尔康、杨医亚等民国代表性医家均持类似观点。不但如此,民国针灸医家还从以上三种不同的针刺作用类型来理解针刺补泻的概念,即:兴奋作用为补,制比作用为泻,诱导作用则为平补平泻。如无锡费季康在1935年《针灸杂志》第三卷第一期,"针术之古今异趣谈"一文中谈到"旧本以刺激神经之度的强弱,代替了补泻名称",受日本做法影响,这也成为当时我国医家对针刺补泻的较普遍认识。

现存文献对针刺原理的最早论述见于《黄帝内经》，其《灵枢》开篇"九针十二原"有："欲以微针通其经脉，调其血气，营其逆顺出入之会"。后世文献亦多囿于此，针法也有补法、泻法、导气之分，补泻围绕气之虚实进行，因为"气"本身是一个十分抽象的概念，所以这种解释无法实证，属于形而上的、理论思辨范畴。民国针灸医家受日本影响，按针与灸的施术方法以及不同刺激强弱或部位细分其作用类型，从科学、实证的视角对针灸原理进行阐释，是民国针灸学的重要变化之一。

四、"重术"的原因分析

上述从三个方面分析了民国针灸学"重术"的表现，"一切改变多源于需求"，基于我国近代社会历史文化和针灸学发展的特殊背景，以下简要分析产生这种转变的原因。

（一）民国学术以科学、实用为主流

中国古代哲学中表达具象与抽象有多组名词，如"道"与"术"、"道"与"器"、"形而上"与"形而下"等。"道"和"器"的关系最早见于《周易·系辞》："形而上者谓之道，形而下者谓之器。""道"可以理解为没有具体形象的不能为人所感知的、抽象的法则；"器"则是有具体形象的能够通过感觉感知的一切个别事物和具体存在川。老子《道德经》说："道生一，一生二，二生三，三生万物，万物负阴而抱阳，冲气以为和。"中国古代的《易经》以及老子、庄子、孔子、孟子、荀子等先哲们所研究的"道""德""气"，都属于"形而上"的学问——超乎物性形体之上，是万事万物存在与运动规律的高度总结。中医学生长于中国传统文化这片土壤，故其形成与发展与生俱来具有这些特质，它采用"天人相应"、取类比象、司外揣内等方法对养生保健与疾病治疗进行思辨探索，亦更多地关注人类生命、功能等"道"层面的规律总结。

但是，到了清末尤其是鸦片战争以后，西方外来文化对我国产生了强大冲击，加之饱受西方列强坚船利炮的侵略和攻击，人们强烈意识到要学习西方先进的科学技术。魏源在《海国图志》中提出"师夷长技以制夷"，开辟了近代中国向西方学习的新风气，引导国人将更多精力和目光投向西方科技新知、先进武器等，从而更关注一些有形、实体、科学层面的东西。此外，日本较早接受西方科学，因地理位置相邻，我国许多学者通过去日本访学或日本译著学习西方知识。明治维新以来，日本对针灸学采取了一系列科学实证的发展方法，这对我国学者影响很大。为了顺应当时社会的整体学术走向，民国针灸学者们的学术旨趣也明显变化，更为关注针灸实用技术与科学研究进展。因此，从当时整个社会的学术大环境而言，针灸学"重术"转变有其深层次的社会历史原因。

(二)重视针灸技术人才的培养

自清道光皇帝颁布"禁针诏"开始,针灸学被官方明令废比,接着民国政府又对中医采取各种限制政策,西医的大规模传入又对中医发展造成冲击,使得中医针灸的发展陷入极其艰难的处境。所幸的是,民国政府虽然没有将中医教育列入我国教育系统,但允许组建民间中医学校。为了使针灸学在人才逐渐医乏、面临逐步萎缩的局面下,能够进一步发展,许多中医学校开展了针灸培训,刚开始多是函授培训,以及开办短期培训班,成立了一些针灸培训学校,如承淡安先生创建的中国针灸学研究社。由于针灸治疗重在手法、选穴,所以针灸教学必须强调操作技法。同时明确腧穴的精准结构,可减少针灸医疗事故的发生,保证针灸施术的安全性,因此技法和腧穴是民国针灸学讲义的重点。通过这些行之有效的方法,针灸学培养了大批新生力量,从而在困境中顽强发展。可见,"重术""务实"是民国针灸医家采取的一种明智而有益的举措。

(三)针灸原理的科学阐释,是西学影响下的一种学术调适

民国时期中西两种医学的争论日益激烈,一些学者以中医概念与西医解剖不符、中医原理阐释不清、经络理论无法实证等为由质疑中医的科学性,对它的发展造成不利影响。传统针灸理论采用阴阳、气血、经络、脏腑等来说明针灸原理,内容思辨性强,抽象而高深,确实不易让人理解,正如三国魏·阮璃《筝赋》中"曲高和寡,妙伎难工"。在当时全社会崇尚西方科学的学术思潮中,顺势而为,采用科学、实证方法对针灸原理进行另一种视角下的解读,无疑更有说服力。所以,无论阐释针刺得气、作用机理,还是针灸补泻、针刺治愈特定病症的原理,民国医家更多着眼于针或灸后人体实际机能变化,从调整神经、血管、血液、内脏等角度论述,并借助科学实验获取的一些客观数据进行有力论证。这些机能变化客观实测,具有可验证和可重复性,有力地回应了当时对针灸科学性的一些质疑,是针灸学从学术内部进行的一种自我调适和改变。

综上可知,较之传统针灸学,民国针灸学讲义呈现出明显"重术",即重视技术操作、重科学实用性的倾向,这从当时许多讲义的结构编排、内容详略上能得到很好印证。这种变化顺应了民国社会的整体学术发展趋势,且适应了特殊历史时期针灸学发展的内在需求,为当时针灸学的人才培养和技术传承起到了较好的促进作用。

第三章　中医针灸学术思想

第一节　《黄帝内经》与针灸理论

　　《黄帝内经》是我国现存最早的一部中医学典籍,系统地阐述了中医学的学术思想和理论原则,比较全面地总结了秦汉以前的医疗知识和医学经验。王冰称此书"诚可谓至道之宗,奉生之始矣"。宋·林亿等则言其"上穷天纪,下极地理,远取诸物,……垂法以福万世"。后世医家多将此书奉为必读经典著作。针灸学作为中医学的重要组成部分,在《黄帝内经》中占有相当重要的是地位,正如汪机在《针灸问对》中所言:"内经治病,汤液醪醴为甚少,所载服饵之法才一二,而灸者四五,其他则明针法,无虑十八九"。对经络、腧穴、刺灸法均有论述,针灸理论在其中已经比较完善。

一、五行道地,异法方宜

　　《素问·异法方宜论篇第十二》"故东方之域,天地之所始生也,鱼盐之地,海滨傍水。其民食鱼而嗜咸,皆安其处,美其食,鱼者使人热中,盐者胜血。故其民皆黑色疏理,其病皆为痈疡,其治宜砭石。故砭石者,亦从东方来。"

　　"北方者,天地所闭藏之域也,其地高陵居,风寒冰冽,其民乐野处而乳食,藏寒生满病,其治宜灸焫。故灸焫者,亦从北方来。"

　　"南方者,天地之所长养,阳之所盛处也,其地下,水土弱,雾露之所聚也,其民嗜酸而食胕。故其民皆致理而赤色,其病挛痹,其治宜微针。故九针者,亦从南方来。"

　　人禀天地之气以生,赖天地之气以养,五方具五行之气,故五方之民,气质各异。东方地处海滨而接近于水,该地居民多吃鱼类而喜欢咸味。鱼性属火,使人热积于中,咸能走血,耗伤血液,所以该地多发痈疡之类的疾病,砭石治病的方法,由此应运而生;原始社会栖息在北方的人们离不开烤火取暖,加上他们野居乳食的生活习惯,容易患腹部寒痛、胀满等症,非常适于热疗。因而经过长期的积累经验,发明了灸法和熨热疗法;南方为阳气最盛,气候炎热,且地势低下,水土较弱,雾露常聚,当地居民喜食酸味和酵化过的食物,易发生筋脉拘挛、筋骨疼痛一类疾病,治疗宜用微针浅刺,以祛除在表之邪,所以,九针治疗方法是从南方传来的。

由此可以看出,针灸疗法的产生与我国古代劳动人民的生活习惯、条件和发病特点有着密切的关系,针灸疗法是我国古代劳动人民在与疾病做斗争的过程中长期医疗经验的总结。

二、取类比象,遂生经络

《素问·举痛论》"经脉流行不止,环周不休",《素问·离合真邪论》"夫圣人之起度数,必应于天地,故天有宿度,地有经水,人有经脉",《灵枢·邪客》"地有十二经水,人有十二经脉",《灵枢·经水》"足太阳外合于清水,内属于膀胱,而通水道焉。足少阳外合于渭水,内属于胆。足阳明外合于海水,内属于胃。足太阴外合于湖水,内属于脾。足少阴外合于汝水,内属于肾。足厥阴外合于绳水,内属于肝……凡此五脏六腑十二经水者,外有源泉,而内有所,此皆内外相贯,如环无端,人经亦然"。

"天人合一"是中国传统文化的重要组成部分,作为根植于中国传统文化的中医学,在其理论体系的构建过程中,便不可避免的含有这种朴素的自然观成分。《黄帝内经》中的经络理论体系,正是在这一思想的影响下,以早期人类对生命现象的原始认识为基础,取象自然界十二水系的发源、流行、水貌及时间理念的十二月、四季等构建而成。

《灵枢·九针十二原》"经脉十二,络脉十五,凡二十七气以上下,所出为井,所溜为荣,所注为俞,所行为经,所入为合。"

《灵枢·海论》"经水者,皆注于海,海有东西南北,命口四海……人有髓海,有血海,有气海,有水谷之海,少此四者,以应四海也",《灵枢·痈疽》"中焦出气如雾,上注溪谷,而渗孙脉,津液和调,变化而赤为血。血和则孙络先满溢,乃注于络脉,络脉皆盈,乃注于经脉,阴阳已张,因息乃行。行有经纪,周有道理,与天合同,不得休止"自然界的水脉都有其源头、流向,经络系统也一样。经气所出,如水的源头,故为"井";经气所溜,如山间溪流的泉水,故为"荣";经气所注,如小溪进入河流,故为"输";经气所行,如水在通畅的河道流过,故为"经";最后,经气充盛,由此而汇合于脏腑,如百川入海,故此称作"合"。自然界的水流最后汇聚入四海,经过自然界的气化作用形成云雨霜露,滋养万物,孕育生命;人体中的气血也循江河之理汇入四海,经过机体的气化作用后又注入五脏六腑,四肢官窍,如此循环往复,如环无端。

《素问·离合真邪论》"天地温和,则经水安静;天寒地冻,则经水凝泣;天暑地热,

则经水沸溢；卒风暴起，则经水波涌而陇起。夫邪气人于脉也，寒则血凝泣，暑则气淖泽，虚邪因而人客，亦如经水之得风也，经之动脉，其至也亦时陇起……。"

《灵枢·痈疽》"经脉流行不止，与天同度，与地合纪。故天宿失度，日月薄蚀；地经失纪，水道流溢，草苇不成，五谷不殖；径路不通，民不往来，巷聚邑居，则别离异处。"

《素问·皮部论》"邪客于皮则腠理开，开则邪人客于络脉，络脉满则注于经脉，经脉满则人舍于府藏也。"

《灵枢·逆顺肥瘦》"临深决水，不用功力，而水可竭也；循掘决冲，而经可通也。"

经脉气血的运行如同自然界的江河湖水一样，水道畅通，水行不失其常，才能灌溉田园滋润大地，万物欣欣向荣。脉道通利，气血运行流畅，才能营复阴阳，筋骨劲强，关节清利以及渗灌诸节。如若因为各种致病因素而致脉道涩滞或不通，经气逆经而行，最终必然导致各种疾病的发生。治疗则需如同治理水道一样，疏之导之。

三、以痛为输，渐以定穴

《素问·缪刺论》"邪客于臂掌之间，不可得屈，刺其踝后，先以指按之痛，乃刺之，以月死生为数。""凡痹往来行无常处者，在分肉间痛而刺之，以月死生为数""邪客于足太阳之络，令人拘挛背急，引胁而痛，刺之从项始数脊椎侠脊，疾按之应手如痛，刺之傍三病，立已。"

《灵枢·经筋》"足太阳之筋……治在燔针劫刺，以知为数，以痛为输，名曰仲春痹也。""足少阳之筋……治在燔针劫刺，以知为数，以痛为输，命曰孟春痹也。""足阳明之筋……治在燔针劫刺，以知为数，以痛为输，命曰季春痹也。""足太阴之筋……治在燔针劫刺，以知为数，以痛为输，命曰孟秋痹也。"

《灵枢·周痹》"刺此者，痛虽已止，必刺其处，勿令复起。"

《灵枢·背俞》"皆挟脊相去三寸所，则欲得而验之，按其处，应在中而痛解，乃其腧也。"

《灵枢·九针十二原》"所言节者，神气之所游行出人也，非皮肉筋骨也。"

《灵枢·百病始生》"查其所痛，以知其应。"

《素问·五脏生成篇》说："人有大谷十二分，小溪三百五十四名，少十二俞，此皆卫气之所留止，邪气所客也，针石缘而去之。"

在《黄帝内经》时代，针灸理论体系已相对完善，但其有名可循的穴位却只有160个左右，这与后世医学著作《针灸甲乙经》中的349穴，《针灸铜人》中的354穴，《针灸大成》中的 359 穴,《针灸逢源》中的 361 穴相比,相差甚远。而在《黄帝内经》中却有大量的"以痛为输",以疾病在体表反应区作为刺激点的描述。由此我们可以看出,穴位的出现是随着人们医疗经验的不断积累,对体表的"贬灸处"及其作用的逐渐深入了解,明确了治疗作用,并赋予一定名称之后才最终确定而成。

另外,有学者认为,穴位的雏形最早产生于古代人民鬼神邪祟致病的理念。鬼神邪祟侵入人体,其所藏之处即为穴位,穴位的意义在于祛除病邪,因其主治病症多为局部的疼痛,"以痛为输"自然成为早期穴位的基本理论。但随着九针和针刺补泻手法的出现,邪气巢居逐渐取代了鬼神作祟,穴位不再仅仅是一个"以痛为输",简单地用来直接祛除病邪的表浅结构,变成了附庸于经络系统的运行气血的关键部位,被认为是经气出人、气血周流、阴阳交会之所。由于和具体的经脉相连属,穴位的深层空间大为扩大,并且有了固定的体表定位。

四、补虚泻实,凝神候气

《灵枢·官能》"用针之理,必知形气之所在,左右上下,阴阳表里,血气多少,行之逆顺,出人之合,谋伐有过。"

《素问·八正神明论》"用针之服,必有法则焉……凡刺之法,必候日月星辰、四时八正之气,气定乃刺之。"

《素问·八正神明论》"月生无泻,月满无补,月郭空无治,是谓得时而调之。"

针刺是《黄帝内经》中治疗疾病的主要手段,但是能否正确运用针刺,首先要有一个正确的辨证。辨证目的是为了弄明白疾病的阴阳、寒热、表里、虚实、气血的多少及疾病所涉及的脏腑、经络、病位,并据此确定针刺治疗的取穴、针具的选择、针刺的深浅、留针与否及时间的长短、针刺手法等。另外,针刺时还应掌握自然界变化对人体的影响,并根据自然界的变化来决定针刺治疗的一些具体措施。

《灵枢·终始》"深居静处,占神往来,闭户塞牖,魂魄不散……必一其神,令志在针。"

《灵枢·九针十二原》"持针之道,坚者为宝,正指直刺,无针左右。""进针时要求医者精神专一,或如待所贵,不知日暮。""神无营于众物。""方刺之时,必在悬阳及与两衡。"

《灵枢·终始》:"专意一神,精气不分,毋闻人声,以收其精,必一其神,令志在针。"

在《黄帝内经》中,针刺前的准备是一个非常重要的工作,它是指在明确诊断后,

持针进人前的一个阶段。在这一阶段,要求病人接受治疗的环境应该是安静的,因为只有在这样的环境中才能达到治神和守神的要求。进针时则要求医者精神专一,如待所贵。

《灵枢·经脉》"盛则泻之,虚则补之。"

《灵枢·根结》"有余者泻之,不足者补之。"

《灵枢·终始》"脉实者,深刺之,以泄其气;脉虚者,浅刺之,使精气无得出,以养其脉,独出其邪气。"

《灵枢·九针十二原》"刺之要,气至而有效,效之信,若风之吹云,明乎若见苍天。如气不至,则要反复候气。"

补虚泻实是《黄帝内经》中运用针刺治病的重要原则,至于具体的补泻原则,则根据虚实所涉及的内容不同而有不同的补泻原则,如根据阴阳、气血虚实等。但不管是阴阳虚实补泻原则,还是气血虚实补泻原则,均要根据具体情况,决定补泻先后。而气至则是针刺操作的重中之重,因为《黄帝内经》中认为,气至与否才是针刺取效的重要因素,是一切针刺补泻手法的前提。

总之,正是《黄帝内经》这部医学巨著,奠定了针灸学的理论基础。同时我们也应该看到,二千多年前著成《黄帝内经》作为一部医学典籍,它不可能超越当时的背景,在指导思想及相关内容方面必然带有当时的时代烙印。由于受古人认识事物水平的限制,古人的某些理论有许多是通过观察自然界的其他事物类比过来的。针灸理论作为其中的一部分,自然也不能超然于外。从《黄帝内经》对针灸理论的一些论述中可以看出,与《黄帝内经》中的其他理论一样,由于受当时自然科学条件的限制,针灸理论中有些内容是十分朴素的,这也是古代科学发展难以避免的。因此,我们必须从历史唯物主义角度出发,客观地看待《黄帝内经》中的针灸理论体系,切不可一味地肯定或否定。

五、《黄帝内经·太素》中针灸学术

经络是运行气血、联系脏腑和体表及全身各部的通道,是人体功能的调控系统。经络学也是人体针灸和按摩的基础,是中医学的重要组成部分.经络学说是祖国医学基础理论的核心之一。

"经"的原意是"纵丝",有路径的意思,简单说就是经络系统中的主要路径,存在于机体内部,贯穿上下,沟通内外;"络"的原意是"网络",简单说就是主路分出的辅路,存在于机体的表面,纵横交错,遍布全身。《灵枢·脉度》说:"经脉为里,支而横者为络,络之别者为孙。"这是将脉按大小、深浅的差异分别称为"经脉""络脉"和"孙脉"。经络的主要内容有:十二经脉、十二经别、奇经八脉、十五络脉、十二经筋、十二皮部等。其中属于经脉方面的,以十二经脉为主,属于络脉方面的,以十五络脉为主。它们纵横交贯,遍布全身,将人体内外、脏腑、肢节连成为一个有机的整体。

杨上善在《太素》和《明堂》中,对穴位分类到十四经脉之中,并进一步阐明经络统穴理论,对经络与脏腑的关系有一定的见解,以及通过调理经脉治疗脏腑疾病。

经络统穴理论:杨上善在《太素卷第五·人和·十二水》言:"十二经脉之气、并有发穴多少不同,然则三百六十五穴各属所发之经,此中刺手足十二经者,为是经脉所发三百六十五穴,为是四肢流注五脏三十输及六腑三十六输穴也? 答曰:其正取四肢三十输及三十六输。余之闲穴,有言其脉发会其穴,即属彼脉。故取其脉者,即是其脉所发之穴也。"故在编注《明堂》时,他将所有 349 个经穴均按经脉排列,以经脉为纲,以经穴为目,并以经脉循行流注的方向来排列经穴,创立了以经脉统属输穴的体例,这一体例将经络与脸穴有机的结合,比较完满地解决了渝穴归属经络及其与经脉循行的联系等重大问题,具有重要的理论和临床指导意义,这种经络统穴方法为循经取穴法提供了极大的方便。

《针灸甲乙经》所录之《明堂孔穴针灸治要》是《明堂》的一种早期传本,从《针灸甲乙经.卷三》的记载看,共有孔穴 349 个,脑穴的排列次序是四肢部穴分经、头面躯干部穴分行,且四肢十二经穴皆自下而上排列,而杨上善在榆穴的排列次序上就不同于《甲乙经》,《明堂》之序言说:"旧制此经分为三卷,诊候交杂,窥察难明,支体奇经,复兴八脉,亦如沮漳沉澄河波于江汉,丰搞涝橘分态于河宗,是以十二经脉各为一卷,奇经八脉复为一卷,合为十三卷焉,欲使九野区分,望惰门而入郑,五音疏越,变混吹而归齐旦也……"而杨上善指出巨虚下廉为小肠下合穴;巨虚上为大肠下合穴,均与足阳明脉相交。可见,《明堂》注本中所有腑穴皆按经排列,并非是古《黄帝明堂经》的原来模式。

《明堂》叙云:"其书以十二经脉为纲领,各经孔穴,隶于其下,与《针灸甲乙经,三卷》所写体例不同,其记穴之先后,从藏逆推,脉之所出,与《针灸甲乙经》亦异,其记穴之主病,不见《针灸甲乙经》,而《针灸甲乙经》自七卷至末,详叙发病之源,而曰某穴主之者,其文悉与杨上善注《明堂》合。"经穴的主治,编排在各个腑穴的内容之中,是杨注《明堂》的另一特点。

《明堂》计 13 卷,今仅残存 1 卷,难以窥其全貌,但从卷一肺经来看,经穴的排列次序与《灵枢·经脉》中经脉的流注方向相同。《经籍访古志》云:"手太阴一经,自肺

经藏形象,以致经行输穴,纤悉具载,更有注文,解输穴名义及主治病证,极为精审,实为《千金》、《外台》等所不有。"

《旧唐书·经籍志》载有《明堂》3卷,杨玄操撰注《明堂》3卷,从卷数看,皆未打破《明堂》的原始格局,而《明堂》13卷,又以手太阴肺经为手卷,故而可知,以十四经先后顺序排列穴位者,唯杨上善为先。《针灸甲乙经》尚有部分输穴未言及脉气所发,而杨上善《黄帝内经明堂》中349个穴位结分纳于各经之中。当然,由于轶文,这些穴位的归经是否正确已难考查,但这已为腧穴的分类,即十四经穴、经外奇穴和阿是穴的划分奠定了基础。

经脉络脏腑循行释病:杨氏继承《内经》之中经络与脏腑的密切联系的理论。如在《太素·卷第五人和·十二水》:

"黄帝问于岐伯曰:经脉十二者,外合于十二经水,而内属于五脏六腑。杨注:天下凡有八十一州,此中国,州之一也,名为赤县神州。每一州之外,有一重海水环之,海之外,有一重大山绕之,如此三重海,三重山,环而围绕,人居其内,名曰一州。一州之内,凡有十二大水,自外小山、小水不可胜数。人身亦尔,大脉总有十二,以外大络、小络亦不可数。天下八十一州之中,唯取中国一州之地,用法人身十二经脉内属脏腑,以人之生在此州中,察此州地形气者也。"

这是杨氏利用地理分布形容经脉与脏腑之间联系。阐释经脉的大络、小络分布众多,经脉的生理功能需要脏腑的禀养。

除了注重经络理论,杨上善还会运用脏腑理论、阴阳五行理论来解释。受《灵枢·经脉》的影响,杨上善经常将经络理论,特别是经脉理论与脏腑理论结合解释疾病。较为常见的是,某某经脉与相应的脏腑结合解释,比较复杂的是,某经脉与表里的脏腑结合解释,更为复杂的是,经过经脉脏腑理论的多次中转而联系。

如《刺疟》、《太素·卷二十五十二疟》:肾疟者,令人洒洒然,腰脊痛宛转,大便难,目眴殉(询询)然,手足寒,刺足太阳少阴。杨注:"询,请也,谓有询请,举目求之。询询,举目视专也。洒音洗,谓恶寒也。肾脉贯脊属肾络膀胱,故腰脊痛宛转,大便难也。其脉从肾上贯肝隔,肝脉入目,故询询然。又或为眩,肾腑膀胱足太阳脉起自内眦,故令目眩也。足少阴太阳上连手之少阴太阳,故手足寒也。取此肾之脏腑二脉也。"

此处是论述"肾疟"的,一般而言,即使是经脉脏腑联系解释,也只需从经络足太阳经脉、足少阴经脉和脏腑肾、膀胱的角度就行了。但杨上善在此处根据肾脉循行"贯肝",从肝立足,依脏腑理论,肝开窍于目,故解释了"目眴殉(询询)然""手足寒"的解释亦是另辟蹊径,解释"足寒"是没有问题的,但"手寒"无论从足脉循行还是脏腑理论均不能解释,故杨上善应是依据同名经的关系,直接认定"足少阴太阳上连手之少阴太阳"。因此,便可从手脉循行解释"手寒"。

(一)针灸治疗大法、调气为本

杨上善论刺法,首倡"为针之法,以调气文本"。调气包括针刺的得气和行气.得气是关键,行气必须在得气的基础上进行。杨上善指出:"针入不得其气,无由补泻……得气行补泻已,即便出针,其病愈速。"杨上善这个思想已成为后世医家的共识,临床也证明,针刺得气与否,决定治疗的成败。

杨上善在输穴、补泻、经脉等理论方面,真知灼见很多。指出输穴亦称"气穴",揭示"气"是输穴的本质观点,详释了诸腑穴名义。在针刺补泻方面,指出正确认识补泻的法则是针灸操作中的重要一环,而且针刺需应注意虚虚实实之戒,参考脉形、人之外形、体质等要点,治疗方面提出"下取六合之瑜,疗内腑法"理论;治疗阴阳俱虚患者,提出应图缓治之法等观点。

(二)针法

针刺治疗疾病不仅要讲究针刺的方法,因人而异,还注意输穴针刺重要事项。同时,针灸与用药宜同时使用,以加强疗效。

1.针法因人而异

中医治疗强调整体观念和辨证论治特点,针灸亦是如此。如《太素·卷第五人和·十二水》:

问曰:此手足阴阳所刺分数,与《明堂》分数大有不同,若为取定? 答曰:此及明堂所利分数各举一例,若随人随病,其例甚多,不可一概也。件足太阳脉在皮肉中有深四分有余,故以刺入五分为例,若脉行更有深浅,可以意扣循取之为当。余皆仿此。留七呼者,此据太阳脉气强弱以为一例。若病盛衰,更多少可随时调之,不可以为定也。余皆仿此也。指出《内经》与《明堂》针刺分数有所不同,须以患者病情而定。穴位操作还要以患者身体情况而定。又如《太素卷第五·人和·十二水》:人之生也,五时不同:初生为奥儿,能笑以上为孩,六岁以上为小,十八岁以上为少,二十以上为壮,五十以上为老,今量三十以下为少,三十以上为长。黄帝之时,七尺五寸以上为大,不满七尺五寸为小。今时人之大小,可以意取之。天者,理也.少长、小大、肥疫之变,变而不恒,以合天为妙.此天之常道也,贤人以意取之,妙合其理,故曰法天之常也。明确指出人在"婴、孩、小、少、壮、老"的不同年龄段,身体小大、肥瘦是不同的,而且一直也处于变化之中。故针灸之法也要根据自己的意念去适度变化常规。

中医针灸学

2. 针刺寒热方法

针对"热则疾之，寒则热之"的针刺法则，杨上善点出其针刺方法。杨上善说："热气冲肤，闭而不通者，刺之摇大其穴，泻也……有寒痹等在分肉间者。留针经久，热气当集，此为补也。"摇大针孔可使有余之热得宣而热减，气通而无郁闭之热，留针时间叫长，可使得热气因针刺而聚集于经脉，分肉为气血所化，故经脉气血充足则寒却。这与《素问·至真要大论》："内者内治，外者外治"的调气因势利导法则相得益彰。

3. 临床疾病治疗灸针药并重理论

对灸、针、药物的临床应用，历代医家各有偏重。杨上善在总结前人经验的基础上，了解到针、灸、药各有所长，在临床治疗上应该相互兼顾。药物的治疗也可以配合灸刺，施治的方法不一定要局限在某种单一的方法上。

杨上善视火针为灸法之列，最早的灸法是用火直接烧灼穴位肌肤以疗疾，后来演变灸法以艾条为主，其他以烧灼、温熨、药物刺激于穴位肌肤的治疗方法亦被视为灸法之列。火针具针刺、烧灼的双重性，刺入穴下肌层，能产生针感，属针法，具温通经脉的作用；穴位皮肤被烧通后，针孔处留下烧伤的痕迹，可产生小水泡，类似灸疮，故杨上善视火针为灸法范畴。

对灸量多寡之弊端提出见解："灸法亦须量人少长大小肥瘦，气之盛衰，穴之分寸，四时寒温，壮数多少，不可卒中失于常理，故壮数不足，厥疾不瘳，若过其限，火毒人身，诸骨枯槁，经脉溃脓，名为恶火之病，火之善恶火壮伤多，故名恶火也"，进一步发挥了《内经》关于灸量的论述。另外，杨上善非常注重整理古代医疗经验，提倡肾病助灸的保健之法。

第二节　《素问·奇病论》针灸学术思想

《黄帝内经》是中医现存最早最重要的一部医学著作，是中医学理论体系形成和奠基之作。"素者，本也；问者，黄帝问于岐伯也"。岐伯等人是上古医学家。《素问》是以黄帝与上古医学家问答的形式撰写的综合性医学文献，以人与自然统一观、阴阳学说、五行学说、脏腑经络学为主线，论述摄生、脏腑、经络、病因、病机、治则、药物以及养生防病等各方面的关系，集医理、医论、医方于一体，实乃中医学的渊源之作。

《奇病论》作为《黄帝内经·素问》川的第四十七篇，主要论述了子喑、息积、伏梁、疹筋、厥逆、头痛、脾瘅、胆瘅、癫病、胎病、肾风等奇病的病因病机、症状、治法及预后。

"奇,异也。异于一般的病证,是谓奇病",故以奇病名篇。其主要的学术思想总结如下。

一、"无损不足,益有余"

黄帝问曰:人有重身,九月而瘖,此为何也?岐伯对曰:胞之络脉绝也。帝曰:何以言之?岐伯曰:胞络者系于肾,少阴之脉,贯肾系舌本,故不能言。帝曰:治之奈何?岐伯曰:无治也,当十月复。《刺法》曰:无损不足,益有余,以成其疹,然后调之。所谓无损不足者,身羸瘦,无用镵石也;无益其有余者,腹中有形而泄之,泄之则精出而病独擅中,故曰疹成也。

本段原文是《奇病论第四十七》开篇论述的疾病——子瘖。瘖者,声音不能出也,又名妊娠失音,即以妇人怀孕八九月,说话发不出声音为主要症状的疾病。古代医学家道出此病的病因病机,胞中的络脉,连系于肾脏,而少阴肾经,又属于肾脏并属于舌本。《黄帝内经集注》云"声音之道,在心主言,在肺主声,然由肾间之动气,上出于舌,而后能发其音声,故曰:舌者,音声之机也。胞之络脉系于肾,足少阴之脉贯肾系舌本;胞之络脉阻绝,则少阴之脉亦不通,是以舌不能发机而为瘖矣"。故妇人怀胎八九月时,儿体已长成,阻绝胞中的络脉,少阴肾脉之气无法达舌本,而致失音。

针对上述病症,上古医学家给出的治疗方案是:不需要给予治疗,等到十月分娩之后,精气畅通,声哑自然会复原。正如《类经》云"十月子生而胞络复通,则能言矣,故不必治"。进而引出这种治疗方法的指导原则"刺法曰:无损不足,益有余,已成其疹,然后调之"。刺法,谓《灵枢》内之法,即"形气不足,病气不足,此阴阳气俱不足也,不可刺之,刺之则重不足,重不足则阴阳俱竭,血气皆尽,五藏空虚,筋骨髓枯,老者绝灭,壮者不复矣。形气有余,病气有余,此谓阴阳俱有余也,急泻其邪,调其虚实"。疹,疾也。所谓"无损不足者",是指其身体瘦弱,不可以再用镵石贬石去耗伤正气。所谓"无益有余者",是说妇人腹中有胎孕之形,仍在用针去泻之,胎精气容易受损而形成新的疾病留于腹中。正如《补注黄帝内经素问》云"胎约胞络,肾气不通,因而泄之,肾精随出,精液内竭,胎则不全,胎死腹中,著而不去,由此独擅,故疹成焉"。给妇人治病时应注重因人制宜,要充分考虑到妇人有经期、怀孕、产后等特殊情况,再给予正确及时的治疗,不可滥用补法、泻法,否则不仅做了无用功,还损伤了妇人机体,甚至产生新的疾病,给妇人带来更多的痛苦。如《类经》云"不当治而治之,非损不足,则益有余,本无所病,反以成疾,故当察其形证,然后因而调之"。

本段原文提出以"无损不足,益有余"为治则治疗子瘖是《黄帝内经》"余者泄之,

不足者补之"治疗学理论在临证应用的最好诊释,此条治则亦是针灸和药物等中医治法的重要指导原则。由此借鉴至现代针灸临床应用,今人也应学习古人纵观全局,强调三因制宜,全面了解患者病情发展,密切观察其气血盛衰状态,根据邪正盛衰情况,施予恰当及时的补泻手法,为患者及时解除疾病带来的痛苦。这些言简意赅的论述,不仅体现了中医学整体观念、治病求本、辨证施治的根本原则,同时强调了正确把握患者的整体情况和机体生理病理整体活动规律的重要意义。

二、"不可灸刺,积为导引服药,药不能独治也"

帝曰:病胁下满气逆,二三岁不已,是为何病? 岐伯曰:病名曰息积,此不妨于食,不可灸刺,积为导引服药,药不能独治也。

本段原文论述了以胁下胀满,气上逆,经过两三年症状未改善为主症的息积。如《补注黄帝内经素问》云"腹中无形,胁下逆满,频岁不愈,息且形之,气逆难息,故名息积也"。上古医学家继而指出,该病饮食照常,不受妨碍,换而言之,此积不在胃,在肺,故不影响饮食。《黄帝内经集注》云"此肺积之为病也。肺主气而司呼吸定息,故肺之积曰息奔。在本经曰息积。积者,渐积而成,是以二三岁不已,夫肝肺之积皆主胁下满,积在肝则妨于食,此积在肺,故不妨于食也"。随即给出的治疗方案:不可灸刺,积为导引扶药,药不能独治也。认为采用灸法会导致火热内盛,所积之肺气会化风;刺法会导致精气外泄,让机体更加虚弱。正如《类经》云"治此者舍灸不可,惟喘者忌灸,恐助火邪,赢者忌刺,恐泄胃气"。导引,即导气令和,引体令柔的意思。起源于上古,原为古代的一种养生术。指呼吸俯仰,屈伸手足,使血气流通,促进健康。其内容包括气功、自我按摩、体育疗法等。上古医学家强调了息积要长期用导引治疗来使积滞消散,并用药物来调气,两者配合治疗,万不可只用药物。

从本段原文的论述中不难得出,我们在现代临床应用中要抓住疾病的根本矛盾,采用针对性的、疗效最佳的治疗方法,不可偏信于某种单一疗法。只有抓住了疾病的本质,才能达到治愈疾病的最终目的。在针灸治疗上也只有掌握了适宜及禁忌证才能做到用之"百战不殆"。

三、"有病口苦,取阳陵泉,治之以胆募俞"

帝曰:有病口苦,取阳陵泉,口苦者病名为何? 何以得之? 岐伯曰:病名曰胆瘅。夫肝者中之将也,取决于胆,咽为之使。此人者,数谋虑不决,故胆虚气上溢,而口为之苦。治之以胆募俞,治在《阴阳十二官相使》中。本段原文论述了有口苦患者,取阳陵泉治疗后,还是口苦的胆瘅,即胆热病。胆瘅本属六腑病,根据《黄帝内经》"治脏取其原"、"治腑取其合"的治疗原则,理当首选足少阳胆经的经穴——阳陵泉,可治疗后患者仍觉口苦。上古医学家指出肝为将军之官,但其功能取决于胆,咽喉受其支配。胆瘅患者因为经常思虑,情绪苦闷,胆随之失去正常的功能,胆汁上泛,因此嘴里发苦。追溯其源,胆瘅真正是由胆虚气溢所致。《灵枢》有云"明病者,善太息,口苦,呕宿汁,心下据馆,恐人将捕之,隘中吤吤然,数唾,在足少阳之本末,亦视其脉之陷下者灸之,其寒热者,取阳陵泉"。其中寒热是属于实证范畴,故由胆虚气溢所致胆瘅,选用阳陵泉后无法解决患者的口苦症状,而应"治之以胆募俞"。正如《补注黄帝内经素问》云"胸腹曰募,背脊曰俞,胆募在乳下二肋外,期门下同身寸之五分。俞在脊第十四椎两旁"。胆募俞即分别指胆经的日月穴和膀胱经的胆俞穴。上古医学家之所以选用胆募俞治疗胆瘅是有根据的。中医阴阳学说认为阴阳对立的双方,在一定条件下,可以各自向其相反的方向转化,即阴阳的相互转化。阴阳转化在生理上表现为阴阳互用、阴阳相贯,故此经气可由阴行阳、由阳行阴。病理上表现阳损及阴、阴损及阳。因此我们在治疗阳经或六腑疾病时可选用属于阴位的募穴,在治疗阴经或五脏疾病时选用属于阳位的背俞穴。正如《难经·六十七难》有云"阴病行阳,阳病行阴。故令募在阴,俞在阳"。

由此可见上古医学家在遵法的同时并不拘泥于法,灵活多变的应用各种治疗原则,最终达到治疗疾病的目的。我们在现代针灸临床应用中也应学会这种灵活变通,不可拘泥于某种单一的经验或原则,应该时时坚持贯彻整体观念和辨证论治,这样才能避免一些不必要犯的错误,最终抓住疾病的本质。

综上,《素问·奇病论》对针灸学的贡献是显著的,虽然原文中涉及的针灸学内容不多,但这些精辟简短的论述讲明针灸临床治疗的指导原则、治法、禁忌等,为后世针灸的发展奠定了基石,同时也对针灸学理论的形成与发展产生了深远的影响。

第三节　《内经》中的针灸学术思想

产生于秦汉时期的"天人相应"学说,是中国古代哲学的重要命题之一,对中国传统文化产生了深远的影响。而这种影响,同样体现在同时期的《内经》当中,如在《灵枢·邪客》中,便有大段文字探讨"人之肢节,以应天地奈何"的论述,在《灵枢.刺节真邪》中更是直接提出"人参天地"的学术主张。

一、对针灸工具的影响

古人对于针灸工具的制定，完全是在"天人相应"观的影响下做出的，如《灵枢·九针论》言："九针者，天地之大数也，始于一而终于九。故曰：一以法天，二以法地，三以法人，四以法时，五以法音，六以法律，七以法星，八以法风，九以法野"，并提出了"以针应数"的观点。除此以外，本篇还结合临床，详细论述了九针的具体形制与功能，如"二者地也，地者土也，人之所以应土者肉也。故为之治针，必箭其身而员其末，令无得伤肉分，伤则气竭"，可谓为后世针具的制定创造了典范。

二、对经络腧穴的影响

（一）对经络腧穴数目的影响

1. 十二经脉

在马王堆汉墓出土的《阴阳十一脉》与《足臂十一脉》中，经脉数目都是"十一"，但在《内经》中，经脉数目增加为"十二"。这种现象的产生，除了临床上的发展外，更多的是古人在"天人相应"观的影响下所作出的选择。在古人眼中，"十二"作为法天之数，已经应用到社会生活的各个方面，如"十二月""十二辰""十二支""十二消息卦"等，都是为了体现循环往复这一现象。同样为了建立起"如环无端"的经络系统，古人将经脉数调整为"十二"，如《灵枢·经别》所言："六律建阴阳诸经而合之

十二月、十二辰、十二节、十二经水、十二时、十二经脉者，此五脏六腑之所以应天道"，便道出了其中原委。

2. 十五络脉

在《灵枢·九针十二原》中明确提出了"络脉十五"的学术思想，在《灵枢·经脉》篇中详细记载了十五络脉的组成，即由十二经脉、任脉、督脉各自别出之络，再加上脾之大络共同构成。其实，细考《内经》原文，除了此十五络脉之外，还记载了很多其他络脉，如"胃之大络""胞络""足少阴之络"等，数目上远远超出了"十五"，但在《内经》中，始终以"十五"作为络脉的正魏《灵枢·九针十二原》曰："经脉十二，络脉十五，凡二十七气以上下"，其中的"二十七气"便是这一问题的关键。在《难经集注》中，杨玄操注曰：'经脉十二，络脉十五，凡二十七气，以法三九之数。天有九星，地有九州，人有九窍是也"。故络脉只有规定为"十五"，才不会超出"二十七气"的范畴。这正是古人受"天人相应"观的束缚，所做出的决定。

3. 二十八脉

《内经》将左右手足三阴三阳二十四条经脉、任脉、督脉、阴跷脉、阳跷脉合称二十

八脉,故《灵枢·五十营》言:"人经脉上下左右前后二十八脉,周身十六丈二尺,以应二十八宿",《灵枢·玉版》也载:"以配天地,上数天文,下度地纪……经脉二十八会,尽有周纪"。可以看出二十八脉完全是古人为了与二十八宿相应而提出的,但仔细推敲,便不难发现,阴跷脉、阳跷脉均为左右两条,这其实是三十条经脉。所以黄帝有"跷脉有阴阳,何脉当其数"的疑问,为了解决这一矛盾,古人便有了"男子数其阳,女子数其阴,当数者为经,其不当数者为络也"的解释。这显然是古人为牵合"天人相应"而采取的削足适履的做法,实不足取。

4.六合

"六合"在古代是空间方位词,指上下和四方,又泛指天下。在《内经》中被广泛提及,如《灵枢.经水》云:'且夫人生于天地之间,六合之内,此天之高,地之广也",《素问·生气通天论》云:"天地之间,六合之内,……皆通乎天气"。同样,在"天人相应"观的影响下,《灵枢·经别》也提出了"六合"的观念,即十二经别在头项部与各自表里的经别相合,所以有"六合"之称。在《素问·阴阳应象大论》中有"上古圣人,论理人形,列别脏腑,端络经脉,会通六合,各从其经"的记载,可见"六合"也像其他知识一样,被认为是医生应该掌握的基本内容之一。

5.三百六十五穴

《素问·气穴论》载:"凡三百六十五穴,针之所由行也',《灵枢·九针十二原》也言:'节之交,三百六十五会",都提出人体穴位有三百六十五个,这其实也是与周天度数相应。如《灵枢·邪客》载:'岁有三百六十五日,人有三百六十五节",《素问.气穴论》载:"余闻气穴三百六十五,以应一岁",都为这一观点提供了理论上的依据。其实《内经》所载腧穴数实为一百六十个左右,三百六十五穴乃是古人在"天人相应"观下提出的一个理论数。

(二)对经络腧穴命名的影响

1.经络的命名

《内经》中经络是根据阴阳气的多少来命名的,如《素问·天元纪大论》所言:"阴阳之气各有多少,故曰三阴三阳也"。而"阴阳"的概念,最初指的是对日光的向背,即向日者为阳,背日者为阴,后来逐渐应用到社会生活的各个方面。古人正是在"天人相应"观的影响下,由天地之阴阳,应用于人身,并利用阴阳的概念,对经络进行命名。但是,三阴三阳阴阳气的多少,在《内经》中却并不统一,见有两种模式:其一,太阳为三阳、阳明为二阳、少阳为一阳、太阴为三阴、少阴为二阴、厥阴为一阴;其二,阳明为三阳、太阳为二阳、少阳为一阳、太阴为三阴、少阴为二阴、厥阴为一阴。中国中医科学院

黄龙祥教授考证,虽然《素问·阴阳类论》《经脉别论》以"太阳"为三阳,但通观《内经》全书,实际上更多的是以"阳明"为三阳,以"太阳"为二阳。

2.腧穴的命名

《内经》对腧穴的命名,可见有大量"天人相应"的痕迹,如以天象命名的太白、列缺、丰隆、天枢、中极、天池等;以地理命名的阳谷、阴谷、太溪、小海、涌泉、昆仑等。这些命名法,不仅体现了"天人相应"的思想,同时也体现了腧穴的功效。如丰隆为雷神之名,本穴司气分之升降,犹地气升为云,天气降为雨。观本穴所治,为痰滞癖阻之沉昏头痛,一切头脑不清,有如云雾蒙蔽之状,均属天阳失津,阴气弥漫之症,借此下阳上达,而消在高在上之阴暗也。故本穴寓有云雷之意,名以"丰隆"。

三、对经脉诊断的影响

(一)人迎气口脉法

人迎气口脉法,是通过比较人迎脉与气口脉的大小,来判断人体疾病病在何经的一种脉法,在《内经》中被多次提及。其所遵循的原理,也是在"天人相应"观下,利用二脉阴阳气的多少,来作出判断,即以人迎脉的一盛、二盛、三盛对应于经脉的一阳、二阳、三阳;以气口脉的一盛、二盛、三盛对应于经脉的一阴、二阴、三阴。可见,这种阴阳比对的脉法,比单纯候取"寸口脉"更为具体。

(二)三部九候脉法

三部九候脉法带有明显的"天人相应"色彩,即把人体体表可触及的动脉按天、地、人三才分为三部,每部再以天、地、人三才分为三脉,共计三部九脉。此法是通过各处动脉的比较,以某脉之大、小、疾、迟、寒、热及陷下之变,来诊察九脏之病。其中阴脉候五神脏,阳脉候四形脏。利用此种脉法诊断疾病,与其他脉法相比,更为系统、全面,后因操作复杂,应用不便,被逐步遗弃。

四、对针灸治疗的影响

(一)对取穴的影响

1.按时日取穴

古人根据"天人相应"观的理论,由二十八宿与日月的运行规律,相应推导出人体气血阴阳的升降出入规律,并指导发展出了针灸按时日取穴的学术思想《灵枢·五十营》《卫气行》详细论述了营卫的流注次序,如:"是故平旦阴尽,阳气出于目,目张则气上行于头,循项下足太阳,循背下至小趾之端……其至于足也,入足心,出内踝,下行阴分,复合于目,故为一周",《灵枢·岁露论》又提出了"卫气之行风府,日下一节"的学术主张。这些论述都为后世的子午流注、灵龟八法等时间针法提供了理论上的依据。

2. 按月份取穴

此种取穴方法,是由《内经》"十二月应十二脉"的学术思想发展而来,如《灵枢.阴阳系日月》"卯者二月,主左足之太阳;午者五月,主右足之太阳"等,分别以左右足之六经配属于十二月;《素问·诊要经终论》则以五脏配属十二月,如"正月二月……人气在肝。三月四月……人气在脾"。通过这种经脉脏腑与月份的配属,使得针灸选经取穴更加细致准确,也大大丰富了针灸临床的取穴方法。

3. 按季节取穴

《内经》还记载了按季节取穴的方法,如《灵枢·官针》载:"病在五脏固居者,取以锋针,泻于井荥分输,取以四时",《灵枢·四时气》载:"四时之气,各有所在,灸刺之道,得气穴为定"。同时《内经》还详细论述了具体的操作方法,如《灵枢·四时气》载:"故春取经血脉分肉之间,甚者深刺之,间者浅刺之……冬取井荥,必深以留之"。此外,《素问·金匮真言论》还以五时五方配属取穴的五个部位,如"东风生于春,病在肝,俞在颈项……中央为土,病在脾,俞在脊"。

(二)对治疗量的影响

"天人相应"观对针灸治疗量的影响主要体现在"以月死生为数"的学术思想上,主要见于《素问·缪刺论》云:'牙区客于臂掌之间,不可得屈,刺其踝后,先以指按之痛乃刺之,以月死生为数,月生一日一清,二日二清,十五日十五清,十六日十四清""月生一日一清,二日二清,渐多之;十五日十五清,十六日十四清,渐少之"。这种针灸治疗量的选择,主要考虑的是月球对人体气血的影响,而这种现象现已被当今科学所证明,值得进一步重新认识与运用。

(三)对刺法的影响

《灵枢·官针》系统论述了几种针刺方法,如"九刺""十二刺""五刺"等。在论述每种针刺方法时,《内经》都旗帜鲜明地体现出"天人相应"的特点,如在论述"九刺"时提出"凡刺有九,以应九变"、在论述"十二刺"时提出"凡刺有十二节,以应十二经"、在论述"五刺"时提出"凡刺有五,以应五脏"。而"九""十二""五"这些数字本身就带有浓厚的"天人相应"色彩,"九"乃"天地至数'、"十二"为"天道周流',"五"应"五方五行"。

五、对针灸禁忌的影响

《内经》对于针灸禁忌的论述散见于各篇,在《灵枢·五禁》中以十天干应五行,推

导出相应日时不应刺的五个部位,如"庚辛日自乘,无刺关节于股膝。壬癸日自乘,无刺足胫";《素问·八正神明论》以日月星辰,特别是以月郭的盈虚,制定了"月生无泻,月满无补,月郭空无治"的补泻禁忌;《素问·诊要经终论》《素问·四时刺逆从论》则以四季划分,提出相应的针灸禁忌,并详细论述了违反禁忌而刺时的病情变化,如"秋刺皮肤,循理,上下同法,神变而止,"秋刺春分,病不已,令人惕然,欲有所为,起而忘之。秋刺夏分,病不已,令人益嗜卧,又且善梦。秋刺冬分,病不已,令人洒洒时寒"。这些篇目都充分体现了针灸禁忌中的"天人相应"观。

综上所述,在《内经》的针灸学术思想中,有很大一部分是"天人相应"观的体现,是古人试图以"天人相应"的角度,来解释阐发人体的生理病理规律,指导针灸的临床治疗。如果能透过"天人相应"的影响,对《内经》的针灸学术理论去伪存真、合理取舍,并进行重新解读,将会大大提高针灸学术理论层次与临床疗效。

第四节 《伤寒论》针灸学术思想

《伤寒论》为东汉著名医学家、"医圣"张仲景所著,为中医辨证施治奠定了基础,对中医临床各科具有普遍的指导意义,一直被奉为中医"四大经典"著作之一,后世称誉为"众法之宗,群方之祖"。清代医家沈金鳌曾云:"仲景一百一十三方,方方皆活;三百九十七法,法法皆通"。

对《伤寒论》内容进行梳理,计有针灸条文58条,包括:卷一4条,卷二13条,卷三15条,卷四4条,卷五5条,卷六8条,卷第七2条,卷第八3条,卷第九2条,卷第十2条。这些条文涵盖范围广,涉及辨证、预防、治疗、误治、救逆、预后等方面,提及的具体治疗方法有针刺、灸法、烧针、温针、灸、薰、熨等,记载的腧穴有风池、风府、期门、肝俞、肺俞、大椎、关元等。虽说针灸内容并非《伤寒论》的主体,多是散在分布,不成独立章节,可细加研读揣摩,却能总结出非常宝贵的针灸学术思想,对后世针灸学科的发展极具启发意义。

一、未病先防,已病防变

仲景秉承《内经》"上工不治已病治未病"的训诫,极为重视疾病的预防,在后人整理的仲景另一部著作《金匮要略》中就有"经络受邪入藏府,"若人能养慎,不令邪风干经络,适中经络未流传藏府即医治之"的记载。在《伤寒论》中,仲景针对病在太阳欲传阳明的情况,提出"针足阳明,使经不传则愈",提示后人对于进展迅速、瞬息万变的热病,可施针以阻!病情恶化,加速痊愈进程。而"此肝乘脾也,名曰纵,刺期门"则表明见有肝气亢盛之证,为防更伤脾胃,当刺其肝经期门穴,以泻过旺之肝气,达到顾护脾胃的作用。这些都为"先安未受邪之地,"见肝之病,知肝传脾,当先实脾"等常用治则治法提供了启发和印证,更对后世的针灸临床在"治未病"角度提供了重要的施治原则和拓展思路。

《伤寒论》对上述治未病学术思想有所发挥,且用于诊疗实践,如第 8 条曰:"太阳病,头痛至七日以上自愈者,以行其经尽故也。若欲作再经者,针足阳明,使经不传则愈。"《医宗金鉴·卷一》曰:"再者,再传阳明经也,谓其邪已传经尽,热盛不衰,欲再转属阳明故也。针足阳明,以泄其热,使其邪不再传,则愈矣。"陈氏释"若太阳病经过第一个病程未愈,有进入第二个病程的趋势,可采用针足阳明经穴的方法,增强抗邪之力,则正能胜邪,病程缩短。针足阳明的目的是振奋胃阳,疏通经气,截病防传。"此条既病防变,控制了疾病的发展蔓延。另外《伤寒论》原文中 6 次刺期门。《针灸问对·卷之上》:"期门者,肝之募也。伤寒过经不解,刺之使其不再传也。"意指针刺期门穴可在伤寒传变过程中起截断作用。

以上皆与《金匮要略》:"见肝之病,知肝传脾,当先实脾""适中经络,未流传脏腑,即医治之。四肢才觉重滞,即导引、吐纳、针灸、膏摩,勿令九窍闭塞"的精神是一致的。仲景以此警示医者诊治疾病应以整体观念为指导思想,根据传变规律,针刺未受邪之经脉,预防疾病深入传变,阻止病位的扩大蔓延,促进疾病尽快向愈。

二、辨证施治,重在病机

辨证施治可谓是仲景学术思想的基本内核,对后世影响深远,《伤寒论》针灸内容也充分地体现了这点:

(一)首辨阴阳,确定大法

针与灸治疗作用各有所长《内经》对此已有论述。如《灵枢·官能》说:"针所不为,灸之所宜。"《伤寒论》继承和发扬了这一理论,它以三阴三阳立论,对针灸治则作了较为明确的规定。三阳病,外邪初中,邪气较盛而正气未虚,正邪相争而出现以病势亢奋为特点的热证、实证、阳证,治宜祛邪泻实,主以功偏于泻之刺法。三阴病,正虚邪恋,多为阳衰阴盛或阴阳俱虚之证,于是《伤寒论》多治以温灸之法,补虚祛寒,回阳救逆。从而确立了"三阳病证重在祛邪泻实,只针不灸;三阴病证重在扶正补虚,以灸为主"的辨治大扫瓦《伤寒论》中以刺法为主治的原文共 9 条,其中见于三阳病篇的 8

条,均为三阳病证祛邪泻实之刺。相对应的,涉及灸治的原文共7条,其中6条见于三阴病篇。

(二)探明病机,不拘一格

"首辨阴阳"诚为众医者所遵循,但仲景却没有将"阴阳"狭隘地拘泥为阴经和阳经,而是理解为阴证和阳证。如《伤寒论·辨太阳病脉证并治中》:"烧针令其汗,针处被寒,核起而赤者,必发奔豚。气从少腹,上冲心者,灸其核上各一壮",本条虽属三阳病篇,但其病机为阳虚阴乘,用灸法可温阳散寒,是针对寒邪而设。再如《伤寒论·辨少阴病脉证并治》:"少阴病,下利便脓血者,可刺",本条属于邪陷血中的少阴病,病机属热属实,用刺法清泄实热,所以本条虽冠以"少阴病",实亦为祛邪泻实之刺。

(三)谨守病机,异病同治

仲景一贯重视从纷繁复杂的临床表现中提炼出一些核心证候,从而推演出病机,进而制定施治方法,最能反映这一临床思维的莫过于"异病同治"。如"伤寒,腹满、谵语、寸口脉浮而紧,此肝乘脾也,名曰纵,刺期门"与"伤寒发热,音音恶寒,大渴欲饮水,其腹必满,自汗出,小便利,其病欲解,此肝乘肺也,名曰横,刺期门",两条症状虽然不同,但其致病之因,都由于肝实,一则顺次相克,脾胃受病,所以说它是"纵";一则为逆次反克,肺经受病,所以说它是"横"。究其病机,都是以五行生克学说来论述的,即前者为肝木乘土之证,后者系肝木侮肺之候,因其本于肝,故取厥阴肝经募穴期门以刺之四。再如"妇人中风,发热恶寒,经水适来,得之七八日,热除而脉迟。身凉、胸肋、下满,如结胸状,语者"与"阳明病、下血语者",其症状差别不可谓不大,但仲景审其病机均为"热入血室",故而施以同样的治法——"刺期门,随其实而取(泻)之"。

三、用穴精当,首重经脉

纵观《伤寒论》全文,对涉及需要针灸治疗的内容,仲景对其中相当部分仅提出"灸之、可灸、可刺"等基本治法,而并未给出具体经脉、腧穴,这给了后世医家很大的阐发余地。在部分条文中,仲景虽然给出了腧穴处方,但用穴极为精要,以单穴居多(如期门穴),最多的一条"太阳、少阳并病,心下鞭、颈项强而眩者,当刺大椎、肺俞、肝俞,慎勿下之"也才寥寥三穴而已。当然仲景对腧穴处方也不是一味追求精简,对于正气旺盛、邪气充盛的患者,驱邪务尽之时,针灸处方也必须"量大力峻",如"设令脉自和,处言汝病大重,当须服叶下药,针灸数十百处,乃愈"。

值得注意的是,《伤寒论》针灸论治条文中尚有"若欲作再经者,针足阳明,使经不传则愈""脉不至者,(至一作足)灸少阴一七壮"及"伤寒六一七日,脉微、手足厥冷、烦躁,灸厥阴"等记载,从这种只言经脉而不言穴位的叙述中,我们不难看出仲景重视经络辨证多于腧穴的学术思想,这有可能是后世常见的"宁失其穴,勿失其经"取穴原则的重要来源。

《伤寒论》中明确提出的针刺穴位共 7 个,分别是巨阙、风池、风府、期门、大椎第一间、肺俞、肝俞。而施灸却未言明具体穴位,仅指出相应的经脉和部位。虽然穴位数目不多,仍不难看出仲景针灸取穴立法之精微。

循经取穴:以辨证论治为前提,循经取穴是《伤寒论》针灸治疗取穴方法之一。如108 条与 109 条病本在肝旺,均取肝经募穴期门。这种以脏腑经络为指导,根据病机,在其所属经脉上选取输穴的方法,为"循经取穴法"。《伤寒论》中第 8 条、292 条、343条等仅指出针灸的经脉名称,未指出具体穴名。体现了仲景善用经脉辨证,重经胜于重穴的针灸思想,也成为后世针灸"宁失其穴,勿失其经"取穴配穴原则的理论源流。

仲景善用特定穴:《伤寒论》中针刺的 7 个穴位均属特定穴。巨阙为心募穴;风池为足少阳、阳维脉之会;风府为督脉、阳维脉之会;期门为肝募穴,足太阴、足厥阴、阴维之会;大椎为手足三阳、督脉之会;肺输、肝输均为背输穴。7 穴中 4 穴属交会穴,2 穴属背输穴,1 穴属募穴,1 穴既属交会穴又属募穴。

从阴阳经脉角度看,期门属于足厥阴肝经,风池属足少阳胆经,风府、大椎属督脉,肺输、肝输属足太阳膀胱经,其中 5 穴属阳经输穴。由于《伤寒论》病理基础为"损阳伤正",故治疗上多针刺阳经输穴以疏通阳经经脉气血为主。

关于针灸禁忌穴:《伤寒例第三》曰,"凡治温病,可刺五十九穴。又身之穴,三百六十有五,其三十穴,灸之有害,七十九穴刺之为灾,并中髓也。"其中中髓指损伤骨髓。此条提示全身穴位中针法与灸法各有禁忌。仲景先言针刺法泄热治疗温病,后言针灸的禁忌,意在警示后人在针灸治疗时应谨慎选穴,同时重视针刺的角度力度和补泻手法。

四、针灸药物,相得益彰

(一)针药并用,源远流长

隋唐以前,中医临床不分学科,医家临诊不分针灸方药,大多针药并治,或辨证择善而用。随着社会的发展和医事制度的建立,逐步出现了医学的分工,有了专门执业偏主从事方药治病与针灸治病的医家。

追至唐代,太医署正式建立了医学分工的医事制度,包括方药、针灸在内的 13 个学科,从此一部分医家临床以方药治病,一部分医家临床以针灸治病,还有一部分医家

中医针灸学

临床则以按摩、推拿治病,当然有相当多的医家临床仍以针药并用治病。中医学科分化,医疗分工,促进了中医学的发展,各专科医家对某些疾病以及治疗方法更加精益求精。但由此也造成部分医家片面强调或过于夸大本专科的治疗作用,而疏忽甚至轻视其他专科的治疗作用,因而出现了重方药、轻针灸或重针灸、轻方药、针药分家的倾向,这都不利于医学的进步与疗效的提高。

追溯历史,纵观文献,针灸方药并用始终是历代医家临证治病的主流,他们创立和总结的学术经验,为卫生事业做出了重大贡献。

(二)针药并用,名家辈出

西汉前,一般医家多为中医全科或兼科医生。代表医家如医缓、医和、扁鹊、淳J飞意等.均精通内科、妇科、儿科、五官科,善于应用方药、钊一灸、药熨、按摩等医术治病。1973年在长沙马土堆3号汉墓出土的"帛书"已记载的治病方法有灸法、贬法、药剂等。1972年11月在甘肃武威柏树乡发掘的东汉时期墓葬中一批记有医方的木质简牍上有内外科疗法、药物及其炮制、剂型、用药方法、针灸等内容。后来的《黄帝内经》更是针灸、方药并用的经典,如"微针治其外.汤液治其内"(《素问·移精变气论》)"当今之世,必齐毒药攻其中,镶石针艾治其外"(《素问汤液酉琴酉登论》)等。

众所周知,东汉时期的名医华佗、张仲景、涪翁、昌广等,两晋、南北朝时期的临床家王叔和、葛洪、陈延之、陶弘景、徐文伯等均为当时针药并用、治效卓著的名家,他们为后世医家的针药并用奠定了基础,树立了榜样。

隋唐时期,虽然方药针灸等各设专科,但是力主针药并用的医家有杨上善、巢元方、孙思邈、王熹等名家,如孙思邈说:"若针而不灸,灸而不针,皆非良医也;针灸不药,药不针灸,亦非良医也……知针知药,固是良医"(《备急千金要方·孔穴主对法第八》)。宋代医家高保衡则高度评价孙氏"针药并用"的学术观点,并认为"苟知药而不知灸,未足以尽治疗之体;知灸而不知针,未足以极表里之变。如能兼是圣贤之蕴者,其名医之良手,有唐真人孙思邈者,乃其人也",而后元代医家窦桂芳也对孙思邈"知针知药固是良医"的观点深表赞同,并说:"凡我同志,留心是书,则药与针灸三者并通,庶可进而为上医之士,亦可无负于孙真人之垂训软州。"唐代另一位医家王熹虽是历史上"重灸轻针"学派的代表,但亦主张"灸药并用",说"汤药攻其内,以灸攻其外,则病无所逃,知火艾之功,过半于汤药矣"。

宋金元时期,名医王执中指出:"今人或但知针而不灸,灸而不针;或惟用药不知针灸者"、"世所谓医者,则但知有药而已,针灸未尝过问"(《针灸资生经·针灸须药》)。针对当时一些医家针灸方药割裂的局面予以抨击。南宋医家窦材,注重灸、针、药合用,认为"世有百种大病,不用灸艾丹药,如何救得性命、劫得病回。"强调"保命之法,灼艾第一,丹药第二,附子第三"(《扁鹊心书》下卷)。宋代另一位名家许叔微,崇尚仲景学派,并有较多的继承和发挥,临证治病,方药、针灸皆有,或针药并用,或灸药并用,或单独用之,或合并用之,根据病症,择善而从。其名著《普济本事方》记载的23类内科病证中,针药并用的处方随处可见。宋医郭雍,又一位崇尚并继承发挥仲景学术思想的医家,著有《伤寒补亡论》。郭氏治病采用了针药并用或灸药并用的方法,以期达到最佳疗效。如治疗"少阴病,但厥无汗而强发之,必动其血",认为"下不厥则上不竭,必先以当归四逆汤治下厥,乃灸太溪穴、三阴交、涌泉穴以止少阴之厥。"郭氏对"两感伤寒"一证,则效法秦越人"先针后汤"之术,郭氏认为"两感之证,汤药至止不如针灸",并解释"汤药虽可攻内,而内攻未必至,虽至而药病方有胜负。针艾可以外泄,随其轻重,必有泄而出者。"说明"两感伤寒"之证,针药并治有其独到之效。元代医家滑寿,既擅长方药治病,亦善用针灸疗疾,滑氏认为"天下之疾,有以究其七情六淫之所自。及有察夫某为某经之陷下也;某为某经之虚若实可补泻也;某为某经之表里可汗可下也。针之、灸之、药之、饵之,无施不可。"(《十四经发挥·序》)他也是主张针药并用的名家之一。另一位医家窦桂芳说过"为医者知药而不知针,知针而不知灸,不足以为上医,必也药与针灸三者俱通,始可言医已矣。"窦氏是受孙思邈之"知针知药,固是良医"的"垂训"而重视针药并用的名家。

至于金元时期的四大家,更是针药并用的典范。如:寒凉派名家刘河间提倡"火热论",治热病"好用凉剂,以降心火益肾水"为主,而在施用针灸治病时,亦遵此旨,创用"八关大刺"法,刺血泻热以清凉火热。还善用刺血疗法与热证用灸之法。补土派创始人李东垣提出"人以脾胃中元气为本"的脾胃学说,指出"阳气下陷,阴火上乘"的病理观,创立"甘温除大热"的治则。李氏遣方用药,注重调理脾胃、升提中气之法,而在针灸方面独倡"东垣针法",亦从元气立论,根据病情标本缓急,常取背俞或腹募分治外感内伤,施以或针或灸,补泻先后,针药并用。攻下派鼻祖张从正长于用汗、吐、下三法治病,强调"针药同理",力主"祛邪即扶正,邪去则正安"学说,用药偏于寒凉,用针着重刺血,在其撰著的《儒门事亲》中记载着针药并用的病例达二百余则。滋阴派创始者朱丹溪,首立"阳常有余,阴常不足"之论,精通方药,谙熟针灸,常以方药针灸并用,如治痛风之证,主张先服方药桃红四物汤,再刺委中出黑血则安。治疗脚气冲心,宜取涌泉穴用附子末唾液调敷其上,再用艾灸,以泄引热下。朱氏针药并用的案例可见诸其撰著的《格致余论》《局方发挥》《丹溪心法》等论著。元代还有一位名医罗谦甫,是李东垣的入室弟子,罗氏秉承师训,除方药治病外,亦重视针灸之道,赞誉针灸

"务极其困而扶其危,而后除疼痛迅若手拈,破结聚渔如冰释。"在其撰著的《卫生宝鉴》所载的医案中,绝大部分是针药、灸药或针、灸、药并用的病例。如治一老者患头面赤肿而痛、身半以下皆寒的上热下寒证,对上热用针贬刺肿痛处开泄放血,对下寒则灸气海、足三里以引热下行,并服既济解毒汤泻其上热而安(《卫生宝鉴·上热下寒治验》)。又如治一泄泻便血患者,先用平胃地榆汤以温中散寒、除湿和胃,再取中脘、足三里灸之,另配还少丹内服而愈(《卫生宝鉴·结阴便血治验》)。

(三)针药并用,取长补短

明代,医学进入了新的发展时期,不仅名医辈出,论著迭现,而且针药日用到了鼎盛阶段。不少医家意识到针灸方药并用,可以发挥优势互补、取长补短的作用,从而提高临床疗效。如陈会是一位著名的针灸医家,但亦重视方药,认为"良药虽众,至于劫病,莫若一针之捷。药以气味而达之,故其宣利经络也迟;针以细靡而取之,故其疏通血脉也速。"对针灸、方药的不同作用作了评价,反映了针药并用确有互补特性。高武初习医时对针灸不甚了解,"囊武谬以活人之术止于药,故弃针与灸而莫之讲,每遇伤寒热入血室,闪挫诸疾,非药饵所能愈,而必侯夫刺者,则束手无策,自愧技穷。因悟治病犹对垒,攻守奇正,量敌而应者,将之良;针、灸、药因病而施者,医之良也。"(《针灸聚英·引》)此后,潜心研究针灸之术,并遵扁鹊"针、灸、药三者得兼,而后可与言医"之训,终成明代针药并用的杰出医家。众所周知的明代针灸大师杨继洲,对当时医界出现的重方药轻针灸的倾向作了评论,指出"诸家之术惟以药,而于针灸则并而弃之,斯何以保其元气",并客观地分析了针、灸、药各自的治病特点,指出"疾在肠胃,非药饵不能以济;在血脉,非针刺不能以及;在腠理,非熨不能以达。是针灸药者,医家之不可缺一者也。"杨氏还归结出针刺长于行气,灸长于散邪;汤药长于治内,针刺长于治外的论点,强调"其致病也,既有不同,而其治之,亦不容一律,故药与钊一灸不可缺一者也。明代另一位医家,在其撰著的《针方六集》中,以整整一集的篇幅,论述钊一药并用的理论与临床问题,有"针药无二致""针药兼有""针药正治""针药并因于病""针药治同"(《针方六集·旁通集》)等等。不难看出吴氏对针、药并用的丰富经验和精辟阐述,内容翔实,论点明确,堪称历代医家之最。尤其难能可贵的是在针药比较和临证运用方面,吴氏还创造了不少新方法,突出了针灸、方药治病方法的共通性、互补性,为后来研究和应用针药并施做出了重要的贡献。明代方药家徐春甫,虽不是针灸医家,但他积极倡导针、灸、药三者并用,认为临证治病用药时,应充分考虑针灸的特殊作用,指出作为一名非针灸专科医生,"不行针,要知针理",应该熟悉针灸的适应证,以便及时指导就医。他说了一个故事:许学士视一妇人热入血室,医者皆不识,用补血药,数日成结胸证。学士曰:"小柴胡汤已迟,不可行也,可刺期门。予不能针,请善针者针之。'如言而愈。"(《古今医统大全》卷七)这段记载对于一些只知药不知针、甚至藐视针灸为小道的医者,正是一个很好的提醒。纵览《古今医统大全》,记载涉及针药并用的内容与案例几乎随处可见。

追至清代,医学虽不如明代那么鼎盛、辉煌,晚清时期又遭受"重药废针"的冲击,但针药并用的医家仍坚持临诊,针药并用的著述也见诸文献,如吴亦鼎的《神灸经纶》虽为灸法治病专著,但吴氏强调"不知针灸汤液,其为用不同,而为医则一也",针灸可"补汤液之不及"(《神灸经纶·序》)。李学川的《针灸逢源》一书中有经验方28首,对临床各科之常见病证用汤药方以济针术之治,反映了作者重视针药并用的学术观。另外郑宏纲的《重楼玉钥》是一部针灸治疗咽喉病征的专著,而其治疗亦常取内服外治、针药并用的方法。至于清代官修丛书《医宗金鉴》除"刺灸心法要诀"专论针灸外,其他十多个部分也有有关针药并用的散在记载。

民国时期,虽然存在着中医、西医并存的局面,但中医处在遭受歧视甚至排斥的境地,尽管一批著名中医学家身处逆境,然而他们始终坚持行医,针药并用,为民治病,同时著书立说,兴学授业,为振兴和发展中医做出了重要贡献。

针(灸)药并用的治疗理念和方法可谓源远流长,根据文献记载,著名医家扁鹊、仓公等所用的治疗手段皆是以针灸与方药并举的方法来治疗疾病。《素问·移精变气论》有言:"微针治其外,汤液治其内",如此便明确了针药的分工,奠定了"针灸药物并用"这一学术思想的理论基础。

仲景在"勤求古训,博采众方,撰用《素问》《九卷》……为稼伤寒杂病论"的过程中,必然会吸收发扬这些"针(灸)药并用"的学术思想。诚然《伤寒论》中涉及针(灸)药并行的条文不甚详多,但却足以阐明主旨、突出针药结合的重要性。如"太阳病,初服桂枝汤,反烦不解者,先刺风池、风府,却与桂枝汤则愈",本条论述的是服桂枝汤反烦的治法。太阳中风症,本服桂枝汤后微汗可愈,但见服后不解反烦,盖是因表邪力量太过强大,而药力不足以破邪外出,故先刺风府、风池以疏散经络,泻太阳之风邪,再服桂枝汤使药力畅达,使解肌之力增强,破邪外出之力更甚从前,迅速驱邪外出,驱邪而不伤正。此条之述属太阳中风较重的一型,病甚药轻,故先针后药,用针刺补药力之透达不足,汤药借助针刺的力量破邪外出,如此可使治疗作用叠类似的记载还有"刺之小差,外不解,病过十日,脉弦续浮者,与小柴胡汤""少阴病,得之一二日,口中和,其背恶寒者,当灸之,附子汤主之"及"灸其核上各一壮,与桂枝加桂汤更加桂二两也"等。

"烧针令其汗,针处被寒,核起而赤者,必发奔豚。气从少腹上冲心者,灸其核上各一壮,与桂枝加桂汤,更加桂二两。"(117条)成氏注:"烧针发汗,则损阴血而动心气,针处被寒气聚而成核,心气因惊而虚,肾气乘寒气而动,发为奔豚……先灸核上以散其寒,与桂枝加桂汤以泄奔豚之气。"又如"少阴病,得之一二日,口中和,其背恶寒者,当灸之,附子汤主之。"(304条)本证属阳虚阴盛,治疗以附子汤温经散寒,补益阳气,同时施以灸法回阳急救,壮元阳,驱阴寒。灸法与汤药并施,增强了药物温经散寒的功效。

后世对于针灸与药并用的认识,唐·孙思邈曰:"若针而不灸,灸而不针,皆非良医也。针灸不药,药不针灸,亦非良医也……知针知药,固是良医。"针灸和汤药是祖国医学在治疗上的两大支柱,古代医家往往既攻针灸又精汤药,从而达到提高疗效缩短病程的目的。

现代医家也对中医这一治疗优势进行了深入的研究与探索。韩斌认为针药并用中针灸和中药的关系可概括为三个方面:同效相须关系、异效互补关系和反效制约关系。针药并用,同时从多个方面作用于同一病理过程的多个致病因子或不同环节,可能取得优于单一选用针灸或药物治疗的疗效。针药并用的疗效,在现代临床报道中也多有证实。如治疗黄褐斑时,面部取阿是穴,配合内服丹栀逍遥散加味治疗。针刺疏通局部气血,中药清肺胃实热,取得较优疗效。在治疗椎动脉型颈椎病中,以针刺颈夹脊穴、风池等穴疏通经络,以葛根、苍术、半夏、丹参等中药利湿化痰、活血化瘀,可获较好疗效。此外,针药结合也用于治疗胃部下垂,卒中后遗症等疾病。

五、裨益诊断,襄助预后

在《伤寒论》中,仲景在讨论疾病治疗时充分发挥了针灸经络的光彩,这在上文中可以充分体现,其实除了这种治疗学上的应用,仲景还特别重视在疾病诊断环节依靠经络理论来解释分析临床症候,从而进行病机诊断。如"游于经络,出入藏府,热气所过,则为痛""以其脉上连风府,故头项痛,腰脊""以其脉循阴器,络于肝,故烦满而囊缩""以其脉循肋,络于耳,故胸肋、痛而耳聋""以其脉布胃中,络于,故腹满而书""以其脉贯肾,络于肺,系舌本,故口燥舌干而""以其脉夹鼻,络于口,故身热、口疼、鼻干、不得卧",这些都是借助经络循行来解释临床症候。

非常难得的是,《伤寒论》对病势进退和疾病预后的推测,除根据病症本身的发生、发展规律外,观察针灸治疗的效果,也是一项重要依据。如"伤寒六七日,脉微,手足厥冷,烦躁,灸厥阴,厥不还者,死。"伤寒六一七日,既是厥阴发病之期,也是病情易变之时,此时脉微兼见手足厥冷,乃肝阳衰微,阴寒内盛;"烦躁"乃阴盛格阳,虚阳浮躁,当急灸厥阴,速复肝阳,以救垂危;若手足转温,脉能自还,是肝阳来复;若厥冷不复,脉微欲绝,则预后凶险。再如"下利,手足厥冷,无脉者,灸之不温,若脉不还,反微喘者,死。少阴负趺阳者,为顺也。"厥利并见,更加无脉,危重症也,故急用灸法通阳复脉,灸后厥回脉还,胃气尚存,即可转危为安;若灸后厥冷依然,脉气不还,反增微喘,此肾气下绝,肺气上脱,死候也。

《伤寒论》除用白虎汤、承气汤治疗急症外还记载了针灸疗法,如"阳明病,下血谵语者,此为热入血室,但头汗出者,刺期门随其实而泻之,仍然汗出则愈。"(216 条)本条下血为热入血室与阳明气分燥结证的辨证关键。本证由于邪热入血,血为热迫,故便血;内热蒸腾,故头上汗出;血室隶属肝脉,肝主藏魂,热入而魂为所扰,故谵语。仲景急治以刺期门法,以泻血分之实邪。若刺后周身仍然汗出,表明血分之邪转由气分外出,则邪随汗解。

"少阴病,吐利,手足不逆冷,反发热者,不死。脉不至者,灸少阴七壮。"(292 条)本条少阴虚寒吐利,阴盛阳微,脉一时不能接续,宜灸少阴经穴以通阳救急。大凡三阴经虚寒病证,阳气衰微,及阴阳俱虚,病情危殆的急症,仲景善施灸法。

后世医家皆重视对于急症的治疗,特别推崇针灸治疗急症。唐·孙思邈《千金翼方》卷二十七:"卒心病暴痛,汗出刺大敦……刺之出血,立已";"心痛暴绞急欲绝,灸神府百壮。"关于急症灸治机理,明·张景岳明言:"凡用灸者,所以散寒邪,除阴毒,开郁破滞,助气回阳,火力若到,功非浅显。"现代针灸治疗已发展到治疗高热、抽搐、昏厥、心绞痛、胃肠痉挛、肠梗阻、胰腺炎、急性腹膜炎、胆绞痛、泌尿系绞痛等多种急性病症。同时也用于治疗某些慢性疾病的急性发作,例如高血压脑病的抢救,哮喘持续状态的辅助治疗等。

六、明言禁忌,务当细审

通过上文论述,我们不难得出结论:在疾病的诊断、治疗、预防和预后的全过程,仲景都充分发挥了针灸学的理论和操作,表明仲景对针灸经络的精湛掌握和高度认可。但是《伤寒论》中关于针刺禁忌或误用针灸导致变病、坏病的条文也有不少,具体分类有:误用温针或烧针后引起的变证 8 条,《伤寒论》中所述温针、烧针即指后世所用的温针灸、火针的治疗方法,因温针、烧针引起的变证多集中于三阳病各篇;误用灸法后引起的变证 3 条,《伤寒论》中提出三阴病宜灸,误用灸法的禁忌、误用灸法导致的变证主要体现在阴虚内热、实热证及表邪未解误用灸法的治疗中;误用"火法"所致变证

6条,《伤寒论》未明确指出火法具体指何种疗法,而是以"火"来统指艾灸、熏熨、温针、烧针等温热针灸方法,这些针灸疗法对于病性在表属寒者,以及阴寒入里的三阴证最为适宜,而对于病性属热在三阳者则不宜应用,否则易生各种变证。熟读这些条文,领悟仲景在细致的临床观察上提出的教诲警诫,对我们后世医者提高针灸治疗的安全性有极大的裨益。

由此可见,仲景《伤寒论》中蕴含了极为丰富的针灸学术思想,具有极高的理论和应用价值,后人应当重视对这些学术思想的整理和继承。

第五节 《千金要方》针灸学术思想

孙思邈(约公元581—682年),京兆华原(今陕西省耀州区)人,自幼多病而发奋学医,据《旧唐书·孙思邈传》载:"七岁就学,日诵千言。善谈庄、老及百家之说,兼好词典。"以"白首之年,未尝释卷"的精神研读医经,致力于岐黄之学,勤求博采,悬壶济世,终成一代名医《千金要方》全书共30卷,232门,合方论5300首,系统的总结了唐代以前的医学成就。其中针灸的内容约一千多条,散在于各卷中。

一、防重于治,既病早治

孙氏十分重视疾病的预防和早期治疗,首次提出了预防疾病的保健灸法。"治未病"的思想最早见于《内经》,"是故圣人不治已病治未病,不治已乱治未乱"(《素问·四气调神大论》)。孙思邈秉承《内经》的旨意,也积极提倡"消未起之患,治未病之疾,医之于无事之前,不追于既逝之后"。他提出"上工医未病之病,中医医欲病之病,下医医已病之病。"其"治未病"思想包括三层含义:未病先防、邪伏防发、既病防变。

孙氏传承《内经》"圣人治未病"的治疗思想,推崇上古医家的养生理念,重视疾病的预防和早期治疗。孙思邈指出:"众多平安无事的人,但其实不是每个人本来就平安,而是他们勤于思考,想尽各种方法防病保命;而能够心情愉快,且无灾之人,并非天生的乐观派,而是因为他们经常未雨绸缪,防患于未然,才可保安康"。孙思邈撰写的《备急千金要方》,就是为后人防病治病提供了重要参考,以供救急。孙氏强调:"上医治未病之病,中医医欲病之病,下医医已病之病。"他延续《内经》"圣人治未病"准则,提出作为医之大家应明辨未病之体,及早提出应对措施,即使是一般的医生,也可诊查出疾病暴发的先兆。下医只能治疗已病之体,而真正懂得预防疾病发生的医生才是真正高明的大家,这体现了控制疾病转变的思想和早期治疗的理念。孙氏首次提出采用预防性艾灸法以防病,"凡入吴蜀地游宦,常须三两处灸之,勿令疮暂差,则瘴病湿疟毒气,不能著人。故吴蜀多行灸法。"在进入四川或者其他南方湿气困重、瘴病横行处之前时应施灸,以达到预防疾病的目的。他在《千金要方》卷十七"中风"条中提出,灸百会、风池、足三里、大椎、肩井、曲池、间使七穴能够预防中风的发生。孙氏强调预防与早治的思想,给后世医家带来重要的启示。

二、诊脉施术,慎于刺灸

孙思邈作为医德高尚、态度严谨的一代名医,十分重视脉诊,他说"夫脉者,医之大业也,既不深究其道,何以为医者哉!"故临证时,诊脉是孙氏十分看重的一个环节,他认为作为医者就必须明三部九侯、通四时之经。从《备急千金要方·诊候第四》孙氏详细论述的三部九侯,即可见孙氏对脉诊的重视。孙氏提出了"每针常须看脉,脉好乃下针,脉恶勿乱下针也';"凡微数之脉,'慎不可灸';'脉浮热甚,勿灸"的施术原则,"脉好"指虽见病脉,但无败象,故可针刺治疗"脉恶"指绝脉已见,证属危重,故不宜针刺治疗"脉数',为热,灸之以热助热,使内热更盛,伤血脉而筋骨,故不可灸。孙思邈的《千金要方》中依脉施术的病症颇多,如《千金要方》卷二八"平脉三关主对法第六"中提到"寸口脉浮,中风发热头痛,宜服桂枝汤、葛根汤,针风池、风府,向火灸身,摩治风膏,覆令汗出,";"寸口脉洪大,胸肋、满,宜服生姜汤、白薇丸,亦可紫菀汤下之,针上肮、期门、章门。"孙氏这种诊脉施术,慎于刺灸的学术思想处处体现了他从医谨慎,医德高尚的品质,这种以脉诊为指导的诊脉刺灸思想,值得在临床上发扬光大。

与此同时,孙氏对针刺补泻、针刺深浅也做出了严格要求,"夫用针刺者,先明其孔穴,补虚泻实,送坚付濡,以急随缓,荣卫常行,勿失其理。"指出针刺时要正确补泻,以逐其实邪,补其濡弱,达到补虚泻实、荣卫流行的理想状态。同时孙氏对医者也有要求"口如衔索,目欲内视"同《内经》中提到的"粗守形,上守神"的理念一样,即要求医者在针刺时精神要专一。"凡用锋针针者,除疾速也""刺涩者,必得其脉,随其逆顺久留之,疾出之,压其穴,勿出其血"孙氏还提出了不同的疾病运用不同的针具,根据脉象辩寒热虚实,用适宜的针具、合适的刺法达到祛除疾病的目的。

三、临证选法,知针知药

孙氏注重发挥多种疗法的互补作用,将针灸与药物配合使用,是其重要治疗思想。孙思邈指出"针而不灸,灸而不针,非良医也;针灸而不药,药而不针灸,尤非良医也。"不少中医只知汤药,不知针灸,有的医者仅以一方剂之长治疗所有疾病,或者只知施予

针灸,不知汤药,都是不可取的。在治疗上,强调综合治疗,孙氏不仅精于用药,同时又长于用针法、灸法。临床上一定要多种疗法配合使用才能改善疾病的症状,得到疗效。他说:"汤药攻其内,针灸攻其外,则病无所逃矣,方知针灸之功,过于药矣。"此外,孙思邈将灸法放在极其重要的位置,向人们倡导保健灸,其本人也善用灸疗法治疗急症、热症。

孙氏在《千金要方》中列举的治疗方法都不拘于一,知常达变,针刺、艾灸、汤药,依证灵活选择,其中针药并用是孙氏重要的学术思想之一。他说:"若针而不灸,灸而不针,皆非良医也;针灸不药,药不针灸,尤非良医也……知针知药,固是良医。"又说:"故《经》曰:汤药攻其内,针灸攻其外,则病无所逃矣。方知针灸之功,过半于汤药矣。"孙思邈的医学功底扎实,熟知针灸、药物之效,故其在看病时,仔细诊脉后,详知病症的虚实缓急,有些病以用针为佳,有些病以用灸为良,有些病则宜用药治疗,而有些病针灸药物共用会达到事半功倍的效果。他说"其有须针者,即针刺以补泻之,不宜针者,直尔灸之。"他在治疗月经不调、痈疽瘰痈、目病、痹病、口病、齿病、伤寒汗吐下后诸证……都可见附方后另附有灸方数首,如他说"诸小弱者,勿用大针,然气不足宜调以百药"又如他在治疗偏风时提出"服一剂觉好,更进一剂,即一度针,九剂九针,即痉,灸得之。"这种根据病情的需要取舍应用针灸或者药物,而非机械的组合针、灸、药,充分发挥了不同疗法的优势,依其所长,依病所需,临证选法,知针知药,得到了后世医家的肯定,很大程度上提高了临床疗效,对指导后世针灸的发展具有十分重大的意义。

四、灸理丰富,临证权变

孙氏的灸法代表了唐以前及当时灸法的最高成就,对后世针灸的临床运用有着相当重要的指导意义。孙氏总结了唐代以前,特别是《内经》以后的刺灸法内容,临床实践丰富,对于刺法灸法在针灸学术界的发展起着重要作用。在针法上,孙氏提出锋针、被针、播针、大针等多种针具灵活应用,如关于锋针的运用方面,他在《千金要方·卷二十九》云"刃三隅",锋针具有三个棱面,可以"发瘤疾",治疗顽固性、迁延不愈之疾患。而对于被针的描述方面,《千金要方·卷二十二》:"以两刃针当头直刺疮,痛彻拔出疮"。此处所说的"两刃针"即是被针,被针刃有两面,可以刺破痈疽,排出脓血。大针方面,《卷十三》:"心腹痛,憹发作,肿聚往来……以大针刺之,久持之虫不动乃出针。"大针针体较粗,针尖微圆,可以治疗心腹疼痛,局部肿胀之病症。此外《千金要方》中还提到毫针、火针、白针、温针、播针的相关针具的具体运用。关于针刺补泻法的临床应用方面，孙氏也阐明了自己的观点，《千金要方·卷二十九》："凡用针之法，以补泻为先，呼吸应江汉，补泻校升斗，经纬有法则，阴阳不相干。"孙氏的主要补泻手法有重轻补泻、捻转补泻等。此外，《千金要方》在操作补泻时还与呼吸的节律配合，如泻五呼、泻五吸、补三十九息等。

在灸法上，孙氏重视灸法的运用，提倡早灸、急灸。对于急症，甚至认为艾灸可以弥补针刺之不及，《千金要方·针灸》提出："大凡人有卒暴得风，或中时气……皆需急灸疗，常能愈疾。"关于灸法种类方面，孙思邈首创苇筒灸，这是用于治卒中口的良方，如在《千金翼方·针灸》就有描述到"卒中风口歪，以苇筒长五寸，以头刺耳孔中，四畔以面密塞，勿令泄气，一头纳大豆一颗，并艾烧之令燃，灸七壮痊。"这一记载，被众多医家认为是灸疗器械的开山之作，这种疗法经过时代的演变，逐渐发展成为现代的温筒灸。此外，目前临床上运用较为广泛的隔物灸也是由孙氏提出的，丰富了除《肘后备急方》的隔蒜灸以外的隔物灸法，如隔泥饼、豆豉饼、草荡等用于治疗发背等外科疾病。

孙氏对灸法的认识从取穴、施灸量、施灸体位和顺序、灸之生熟法都相当到位，还特别论述了灸法的临床治疗作用和保健作用。孙氏在《千金要方》中指出"男左女右，手中指上第一节为一寸""其言一夫者，以四指为一夫"介绍的指寸取穴，演变成了一直指导后世临床的"中指同身寸""拇指横寸""四指横寸"即"一夫法"。孙氏指出施灸时还要注意灸灶的大小，太大可能徒伤好肉，太小则灸效不佳，根据病人的具体情况决定灸灶的大小，临证权变"坐点则坐灸之，卧点则卧灸之，立点则立灸之"是说点定腧穴后不可移动体位，以保证用穴的准确性。孙氏还对施灸的顺序及时间颇有研究，根据阳行左阴行右，阳在上阴在下的理论，提出施灸要先阳后阴、先左后右、先上后下的顺序，孙氏还认为中午以后灸效最佳，午前和平旦不宜针灸。《千金要方》谓"头面目咽，灸之最欲生少，手臂四肢，灸之欲须小熟，亦不宜多，胸背腹灸之，尤宜大熟，其腰脊欲须少生，大体皆须以意商量，临时迁改，应机千变万化，难以一准耳。"又云："灸之生熟，亦宜蹲而节之，法当随病迁变，大法外气勿生，内气勿熟，其余随宜耳。"其"灸之生熟"即指灸的程度，凡灸的壮数多，艾柱大者为熟，凡灸的壮数少，艾柱小者为生。这种根据病情、病位、脉象而确定灸理的法则，体现了孙氏行医谨慎，重用艾灸之功效的理念，一直为后世所推崇。

此外，《千金要方》还记载了多种隔物灸，如隔蒜、盐、豆豉、草荡子、附子、商陆等，甚至还有麻花艾灸、苇筒灸等。难能可贵的是他记述了用艾柱灸治疗蛇毒的方法，还补充了应急措施"无艾，以火头称疮孔大小热之。"考虑到救治蛇毒又无艾时用"火头"

代之,这种于危难之时临机应变的方法于细微处体现了孙氏的高尚医德,值得我们后世学习。

五、独重奇穴,首创阿是

在唐代以前,虽有文献记述经外奇穴,但为数不多,在孙氏的著作中,载有奇穴187个之多,散在于各篇章,奇穴作为针灸腧穴的重要组成部分,其作用受到史无前例的重视,如宋·高保衡在《新校备急千金要方例》中所说:针灸孔穴,己具《明堂》篇中,其逐篇诸穴多有不与《明堂》同者,及《明堂》中所无者,亦广记当时所传得效者耳,故不必尽同旧经也。"即道出了孙氏对经外奇穴的广泛应用。《千金要方》中所涉及的奇穴有两类:一类是具有穴名、部位及取穴方法的奇穴,如寅门、当阳、当容、燕口、浊浴,共有120多个;另一类仅有部位及取穴方法而无名称,如"小儿暴痫,灸顶上回毛中""心痛,灸臂腕横纹三七壮,又灸两虎口白肉际七壮"又如"尿床,垂两手两髋上,尽指头上有陷处灸七壮。又灸脐下横纹七壮。"等共70余处。同时孙氏还为唐以前无名穴位命名,如葛洪《肘后备急方》有"上唇里弦弦者",孙氏命名为悬命穴。

阿是穴是孙氏首创命名的,《黄帝内经》有"以痛为腧"的记载,但无正式名机《千金要方》云:"有阿是之法,言人有病痛,即令捏其上,若里(疑为'裏'之误)当其处,不问孔穴,即得便快成(疑"或"字之误)痛处,即云阿是,灸刺皆验。"不仅如此孙氏还拓展到按捏侦察时的舒快处,较之《黄帝内经》又有所发展,如镌《灸资生经》蒲登辰作序所说"其间阿是穴法之说……亦皆累试累验。"直到如今,我们在治疗头痛、腰痛、肩颈痛时都要选用阿是穴,可见孙氏首创的阿是穴对现代的针灸推拿做出的巨大贡献。

第六节 针灸学中的三才思想

天地人三才是中国古代哲学的基本命题之一,是中国古人用以认识世界和改造世界的核心思想之一。现存文献中最早对三才的描述见于《周易·系辞下》:"有天道焉,有人道焉,有地道焉,兼三才而内之"。三才思想的提出,将天地人三者并论,认识到天地人之间的密切关系,说明中国古人对事物的普遍联系有了深入的认识。一种具有普遍性的理论必然会在很多具体学科上得到应用,三才思想不可避免地会渗透到中医学的理论和实践中,在中医学的重要分支之一的针灸学中,同样也有诸多体现。

一、三才思想与腧穴命名

孙思邈《千金翼方》中讲"凡诸孔穴,名不徒设皆有深意",腧穴的名称对于人们正确理解腧穴的作用,从而能正确地使用腧穴有着十分重要的意义。中国古人十分重视名的作用,孔子说:"名不正,则言不顺;言不顺,则事不成"(《论语·子路》),荀子说:"贵贱明,同异别,如是则志无不愉之患,事无困废之祸,此所为有名也"(《荀子·正名》)。在对周身腧穴的命名中,一方而贯彻了这样的正名思想,另一方而也贯彻了人取法于天地,与天地自然合一的三才思想。《素问·宝命全形论》:"天地合气,命之曰人",人得天地阴阳之气而生,在中国人的观念中,人体就是一个小宇宙,天地之信息无不于其上有所体现,人体的功能就是天地阴阳之气交通往来的表现。所以很多位于头和颈项的腧穴冠以"天"或"阳"之名,在上则法天阳,如通天、天冲、天柱、天牖、天鼎、天容、天窗和当阳、阳白、太阳等,这类情况较多,有清阳在上之意,是人体与天之阳气连接的门户,凡此类腧穴,多具有升散外邪、开窍醒神的作用,主治外感风邪及阳盛诸证等,表现为精明之府为邪气所蔽,清阳不能伸展达于耳目或妄行上攻闭塞头窍等;同样也有不少位于下部足腿的腧穴则冠以"地"或"阴"之名,有浊阴在下之意,如地五会、地机、足窍阴、至阴等,还有一些以大地上的山川诸物进行取象,如涌泉、山泉、然谷、丘墟、阳陵泉、阴陵泉等,都体现了地的性质,在下则法地阴,是人体与地之阴气沟通的关窍,凡此类腧穴,多具有益肾养阴、祛寒除湿的作用,主治寒湿上侵及阴虚诸证,表现为真阴不足或阴寒阻滞经络等。《素问·六节脏象论》云:"天食人以五气,地食人以五味",脏腑分属阴阳,为享受天地之气而成,为人体一切生理及心理活动的基础,居于躯干之内,故躯干部为天地阴阳两气相交杂陈,为其气无偏之人部,《礼记·礼运》中说:"人者,天地之德,阴阳之交,鬼神之会,五行之秀气也"叫。作为人与其他生物相别的最重要功能即精神意识,也是阴阳二气相互作用的结果,所以最能反映出人部特点的腧穴名称当为魄户、神堂、魂门、意舍和志室,此五穴分属于五脏,主治其所属精神疾患。能体现出天地交通的人部含义的腧穴命名还有很多,如天枢有天地枢机之意,日月含表里转换之理。在使用腧穴进行治疗时一定不要忘记人与天地相应、与天地本一的核心思想。

二、三才思想与针灸治疗原则

《灵枢·官能》中讲到"用针之服,必有法则,上视天光,下司八正,以辟奇邪"。故曰:"必知天禁",明确提出施行针刺当"视天""司地""观人"之虚实,方可"无犯其邪",即使用针灸治疗疾病,不懂三才宜忌,不能三才兼顾,不可能取得良好疗效,换句话说就是时间及空间与人体脏腑经脉气血运行的浅深、部位、多少等具体情况存在紧密的联系和必然的规律。该思想突出地表现在针灸的"三因制宜"原则上,所谓因时

制宜就是要在治疗中考虑到天时的因素,如在一年中"春夏浅刺,秋冬深刺""冬刺井,春刺荣,夏刺俞,长夏刺经,秋刺合"。针刺治疗必须遵循法天地阴阳的原则,正如《素问·四时刺逆顺论》所云:"春夏秋冬,各有所刺,法其所在"。若违背了这个原则,就会出现"春刺夏分,脉乱气微,入淫骨髓,病不能愈,令人不嗜食,又且少气;春刺秋分……又且哭;春刺冬分……又且欲言语……"等十二种刺不当时的异常情况,《内经》惜字如金,将十二种错位详细列举,足见古人对针刺要符合天时的重视。在一月中以"月生无泻,月满无补,月郭空无治",在一天中根据十二经脉气血流行与时辰的关系,而选取适当的经脉及腧穴,这在后世发展成了子午流注的基本理论。因地制宜则是要根据患者所处地域环境之特点,而选取适当的治疗方法,即"一病而治各不同……地势使然也",具体则有"东方之域,海滨傍水……其治宜砭石,北方者……其治宜灸,南方者……其治宜微针,中央者……其治宜导引按跷"。因人制宜就是要"凡刺之法,必察其形气",既充分审视患者的生理特点之不同,如"刺布衣者深以留之,刺大人者微以徐之",又体现其病理特点之各异,如"脉实者,深刺之,以泄其气;脉虚者,浅刺之,使精气无得出,以养其脉,独出其邪气"。《内经》中对三因制宜的论述非常多,这些原则都可以应用于针灸疗法中。然借助上述寥寥数语所欲说明的是只有在针灸治疗中充分理解了天地人三才的相互影响、密不可分的关系,才能正确理解疾病的虚实关系,从而依据三因之强弱不同而体现出治疗观念中的整体性和差别性,这正是中医治疗中整体观念和辨证论治的根本所在。

三、三才思想与针具

人秉受天地之气而生,与天地相应,可将每一部位三分而应天人地,其上为阳为天部,其下为阴为地部,其中阴阳相合为人部。《灵枢·九针十二原》中对天人地三气所在之位做了很详细的说明,"夫气之在脉也,邪气在上,浊气在中,清气在下。故针陷脉则邪气出,针中脉则浊气出,针太深则邪气反沉,病益。故曰:皮肉筋脉,各有所处,病各有所宜,各不同形,各以任其所宜,无实无虚,损不足而益有余,是谓甚病,病益甚"。"任其所宜"不仅是治疗方法的恰当,也包含选择器具的适合,是治疗思想与治疗工具的一体化。《灵枢·九针论》解释九针:"九针者,天地之大数也,始于一而终于九……一以法天,二以法地,三以法人……一者天也……皮者肺之合也,人之阳也。故为之治针,必以大其头而锐其末,令无得深入而阳气出。二者地也,人之所以应土者肉也。故为之治针,必篇其身而员其末,令无得伤肉分,伤则气得竭。三者人也,人之所以成生者,血脉也。故为之治针,必大其身而员其末,令可以按脉勿陷,以致其气,令邪气独出"。《素问·针解》载："人皮应天,人肉应地,人脉应人",病位分天人地,治疗自然要根据其部位不同而有不同,故据其特点而有镵针、圆针、提针以分别相应于人体的天、地、人三部,此当可以视作三才观在九针针具之制作运用上的典型运用体现。"工欲善其事,必先利其器",正如上天要用飞机、陆地使用汽车、潜水必用潜艇一样,对于不同位置或特性的疾病,当然会因之而有适合于不同治疗的针具,正如《灵枢·官针》所言:"九针之宜,各有所为,长短大小,各有所施。不得其用,病弗能移。病浅针深,内伤良肉,皮肤为痈;病深针浅,病气不泻,反为大脓。病小针大,气泻太甚,疾必为害;病大针小,气不泄泻,亦复为败。失针之宜,大者大泻,小者不移"。小而言之,三才观是对一部位上中下的不同性质进行归类;大而言之,三才观就是中国人的宇宙观,其涵盖范围十分广泛,涉及时间、空间中的各个方而,故《灵枢·九针论》中除上述 3 种针具相应于天地人之外,尚有锋针应四时,铍针应五音,员利针应六律,毫针应七星,长针应八风,大针应九野,从而构成了全方位的针具与病情、病位的相应,而不会出现杀鸡用牛刀、宰牛用鸡刀、夏天穿冬装、冬天着夏服样的错位。古人用这样的提纲挈领式的人法天地的方法虽然仅仅用了 9 种不同的针具,但这 9 个因素却是与人关系最为密切的基本因素,轮廓的设计虽然粗大,方向结构却很明晰。古人如此设计,其用心应是为了给后世确立一个原则,用今天的话来说就是:针灸工具的发展应当按照时间地域和人类自身状况的不同而有所不同,以适应不同情况的需要。从这个角度来看,近些年来出现的一些如新九针、小针刀、刃针、银质针等,都是针具多样化的有益之举,今天之针灸工作者,应当有责任将这种针具革新继续,以适应不同时代、不同人群、不同病症的需要。

四、三才思想在针灸选穴上的应用

选穴组方在针灸学中之地位,相当于理法方药中的方,体现了医者对疾病的认识和治疗中的整体观,观历代针灸医家在配穴中无不贯彻着这种整体观念。《灵枢·官针》中记载:"偶刺者,以手直心若背,直痛所,一刺前,一刺后,以治心痹",这是前后配穴或俞募配穴之滥筋,治疗内脏疾患,使用相关的阴阳腧穴,体现出了人与天地阴阳一体的内涵;再如"阴刺者,左右率刺之,以治寒厥,中寒厥,足踝后少阴也",是以养阴之太溪穴治疗阳气不达之寒厥,有阴中求阳之意;其他的还有巨刺、缪刺等,都体现出了上下一体、左右关联、天人合一的整体观念。从现存文献来看,明确地以三才命名固定穴位配伍的最早记载当始自北宋,北宋琼瑶真人的《针灸神书》载有"针有孔穴,按天地人三才,涌泉与漩矶、百会"。《针灸神书》流传不广,而元代窦汉卿所著《标幽赋》历

来为后世针灸学人所重视,其中也记载了"天地人三才也,涌泉同漩玑、百会",因此这个仿天法地的配穴法广为人知。窦汉卿的再传弟子王国瑞在《玉龙经》中对三才穴进行了详细注解:"百会在顶,应天主乎气;涌泉在足底,应地主乎精;漩玑在胸,应人主乎神;得之者生,失之者亡,应乎三才也。百会、漩玑、涌泉分别处于人体的上、中、下三部,三穴同用,协调并用,共奏平衡阴阳、沟通上下、调整机体之功"。在笔者看来,将此三穴并称为三才穴,其可贵之处已远不限于其本身,而是给后世针灸学人在针灸配穴原则上树立了一个成功的范例,使我们今天在制定针灸处方时,可以仿照其意进行上中下的配合,也可进行前中后、左中右、内中外的配合,这种配穴方法,完全可以根据患者的具体情况而有灵活的不同。如我们常用的治疗肝肾阴虚、肝阳上亢之眩晕,选取百会、风池通清阳以应天,中脘、期门化痰浊、理肝气以应人,太溪、太冲补肝肾、平逆气,此为人体大三才之体现;也可于局部,如有报道叫以面部太阳穴为天,人中(水沟)穴为人,地仓穴为地,命为"三才穴"配合耳穴治疗而颤症,用三棱针点刺微见出血,用以泻而部风火之邪,治疗该病取得良好效果,是病变局部的小三才之体现。无论大小,然贯穿其中之主旨仍不失为三位一体之三才相配。

五、三才思想在针刺手法中的应用

中医治疗体系中,针灸在"理、法、方"的方而与狭义中医所遵循的原则没有差别,但作为一个颇具特色的分支,其自身独特之处着重表现在针刺手法上。每个腧穴都是人体与自然相沟通的孔穴,也是能够充分反映人与天地二气关系的特殊部位。在针灸治疗中,最关键者就是能够清楚地辨明此天地人三气的虚实状况,并加以有效地调整,所谓"虚则补之,实则泻之,陷下则灸之,不盛不虚以经取之"即是这个道理。《灵枢·终始》中有"凡刺之属,三刺至谷气,邪僻妄合,阴阳易居,逆顺相反,沉浮异处,四时不得,稽留淫泆,须针而去,故一刺则阳邪出,再刺则阴邪出,三刺则谷气至,谷气至而比。"又《灵枢·小针解》有"夫气之在脉也,邪气在上者,言邪气之中人也高,故邪气在上也。浊气在中者……故命曰浊气在中也。清气在下者……故曰清气在下也"。依法针刺则"补则实,泻则虚,痛虽不随针减,病必衰去矣";反之若不能辨明层次,分清虚实,则可能出现"针太深则邪气反沉"等负面作用。可见依据三才而行刺法的观念早在《内经》形成时代即秦汉时期就已经出现,不过当时并未出现这个十分确切的概念而以,可以说是依据三才分部而刺的理论萌芽阶段。明代是针刺手法理论繁盛的时代,泉石老人明确提出穴位从浅到深分为天人地三部,如《金针赋》云"凡补者呼气,初针刺至皮内,乃曰天才;少停进针,刺入肉内,是曰人才;又停进针,刺至筋骨之间,名曰地才"。进而按照天人地三部发展出"烧山火""透天凉"等复式补泻手法,其理论更加明晰,刺法更加复杂,可以看作三才刺法的理论成熟阶段,此针刺理论及手法一直被后世针灸学家奉为圭臬。明代针灸学家对三才理论很重视,如徐凤《针灸大全》中解释《标幽赋》中"观部分而知经络之虚实"时说"言针入肉分,则以天人地三部而进,必察其得气,则内外虚实而可知矣",说的是所谓虚实不是含混泛泛的概念,而是可以具体到天人地三部有实有虚,运针过程中必分清虚实于何处,故必须仔细体察,分清虚实,适当补泻,才能达到"劫病之功,莫妙于针刺"的效果。再如汪机《针灸问对》一书专列"三才法"一章专论分部补泻,"补者呼气,初针刺至皮内,号曰天才;少停进针,刺至肉内,号曰人才;又停进针,刺至筋经走气,尽在其中。泻者吸气,针至天部,少停直至地部,得气泻之,再停良久,退针人部,待气沉紧,倒针向病,施法同前。少停者,三息也。再停者,五息也",讲的也是这个道理。现代国医大师程莘农先生创"程氏三才进针法",也是根据三才理论和《金针赋》的原理而作,程老指出,运用此针法时"当深则深,当浅则浅",并非对每一穴位的针刺深度必须达到三部。病有表里、寒热、虚实、阴阳之分,刺有浅深之异。在表者浅刺,在里者深刺,正是深得妙道之词。针刺一事,手法最难。笔者认为程老针法之所以能高超迥异于他人,应与其能自觉地将三才思想贯彻其中有密切关系,而反观很多其他针灸医师,辨证不解虚实,穴位不分层次,针刺不讲手法,行针不明补泻,盲目操作没有思想,恰如以盲导盲,疗效不佳就不难解释了。

综上所述,我们可以看出,三才思想在针灸学理论和实践中的应用是多方面的,若要在针灸临床实践中获得良好的疗效,很有必要在三才思想上进行广泛学习、深入研究、反复思考,"如切如磋,如琢如磨",直至把玩熟练。正如《灵枢·外揣》云:"夫九针者,小之则无内,大之则无外,深不可为下,高不可为盖,恍惚无穷,流溢无极,余知其合于天道人事四时之变也……夫治国者,夫惟道也,非道,何可小大深浅,杂合而为一乎。"这实在是三才思想应用于针灸中的最终总结,也是对针灸工作者提出的甚高要求。